ヤーロムの心理療法講義

カウンセリングの心を学ぶ85講

アーヴィン・ヤーロム著
岩田真理訳

Irvin D. Yalom

The Gift of Therapy

An Open Letter to a New Generation of Therapists and Their Patients

白揚社

ヤーロムの心理療法講義

まえがき

部屋は暗い。先生のオフィスに来たのに、先生がいない。オフィスは空っぽ。なかに入って、あたりを見まわす。部屋にあるのは、先生のパナマ帽だけだ。そしてその帽子には蜘蛛の巣がかかっている。

患者たちの夢が変化してきた。私の帽子は蜘蛛の巣だらけ。オフィスは暗く、荒れ果てている。どこを捜しても私はいない。

患者たちは、私の健康状態を心配している。先生はこれからの長いセラピーの間、生きていてくれるだろうか？　私が休暇で出かけると、彼らは、私がもう二度と帰ってこないのではと怖がるし、私の葬式に出席している情景や墓参りの情景を思い描いたりする。

患者たちは、年老いていくという現実を私に忘れさせてくれない。しかし、彼らはただ自分のなすべきことをしているだけだ。私は皆に、自分が感じたこと、考えたこと、夢などを洗いざらい話すように言ってこなかっただろうか？　私のセラピーをこれから受けようかと考えている人でさえ、必ずこんな質問をしてこの合唱に加わる。「先生はまだ患者さんをとっているんですか？」

私たちが死を否定するやり方はいろいろあるが、最も一般的なのが、自分は特別だと信じることである。自分は生物学的な必然から除外されているし、人生は他の人にとっては残酷だが、まさか自分をそういう目にはあわせないだろうという確信である。ずいぶん以前のことだが、視力が落ちてきて、検眼に行ったときのことを思い出す。検眼した人は、私の歳を尋ね、それからこう言った。「四十八歳ですか？　ああ、歳相応ですね！」

無論、意識のうえでは、彼がまったく正しいことはわかっていたが、私の深いところからは叫びがこみ上げてきた。「何が歳相応だ？　誰が歳相応だって？　きみや他の人にとっては歳相応かもしれない。だけどわたしは絶対違う！」

さて、自分がいわゆる晩年という時期に入りつつあるのを自覚するのは、心脅かされるものである。自分の目標や興味、そして野心などは、すべて先が見えるものになってくるのだ。エリク・エリクソン〔Eric Homburger Erikson,1902-1994〕は彼のライフサイクルの理論で、この人生の後半を「世代継承性 generativity」と表現した。これはナルシシズム克服期で、自己の拡張というテーマを離れ、次を担う世代への配慮と気遣いへと関心が移っていく時期だと述べている。今、七十歳になって、私はエリクソンの明快な洞察の真価が理解できる。彼の「世代継承性」の概念は正しいと感じるのだ。私は自分が学んできたものを次世代に伝えたい。それもできるだけ早く。

しかしながら、次世代の精神療法家にガイダンスとインスピレーションを与えるのは、今日では非常にむずかしい問題を含んでいる。なぜかといえば、この分野が現在危機的状態にあるからである。経済的な動機に支えられた医療システムが、精神療法的治療に対して根本的な修正を命じてきている。そのため今、精神療法は能率化を余儀なくされている。つまり、何よりもまず安価でなくてはならない。そうすると、それは必然的に短く、表面的で、実体がないものとなる。

次世代の力のある精神療法家はどこで育成されるのかと、私は心配している。精神科の研修プログラムで育成されることはないだろう。精神科は、今や精神療法という分野を捨て去ろうとしている。若い精神科医たちは、精神薬理学という分野を専攻しなくてはならなくなっている。なぜかといえば、保険の支払いをする第三者機関は今、安い治療者（言いかえれば、最小限のトレーニングしか受けていない人）にかかったときにしか精神療法の代金を補償しないことにしているからである。今の世代の精神科の臨床家、つまり力動的精神療法と薬理的治療の両方に長じている人々は、絶滅種に近くなっているようだ。

では、臨床心理学のトレーニングプログラムはどうだろう。これはそのギャップを埋める疑う余地のない選択だろうか？ しかし残念ながら、臨床心理学者も同じような市場の圧力を受けている。そして心理学の学位を与えるほとんどの学校では、保険の補償の対象となるような症状のみ問題にする短期型治療法を教えて、その圧力に対処しているのだ。

そう、つまり私は「精神療法」のことを心配している。経済的な圧力のために精神療法が形を崩されてしまわないだろうか、大胆に簡略化されたトレーニングプログラムのせいで貧弱になっていってしまわないだろうかという心配である。しかしそれにもかかわらず、将来的にはさまざまな教育訓練の分野（心理学、カウンセリング、ソーシャルワーク、教会カウンセリング、臨床哲学）からセラピストの一群が生まれてきて、厳しい卒後トレーニングを続けていくと信じている。健康保険機構の現実からくる圧力の下でも、更なる成長や変化を求め、制限をものともせずに自ら進んでセラピーに関わっていく患者たちに出会えるとも信じている。私がこの本を書くのは、そういう治療者や患者のためである。

私はこの本のなかで、一つの流派に固執することを不可とし、学ぶ人たちに複数の治療法を使うことを勧めている。効果的な介入は、いくつかの異なる治療法のアプローチから導き出されるだろうと思うからである。しかし私自身は、対人関係理論と実存的精神療法の枠組みを多く使って仕事をしている。そのため、この本で述べる私の助言の大部分は、この二つの視点のどちらかを使ったものとなる。

私自身は、最初は精神医学という分野から入ったこともあり、長い間二つのことに興味をもち続けてきた。集団療法と実存的療法である。この二つに対する興味は併行しているが、それぞれ別個のものでもある。「実存的集団療法」などというものを私は行っていないし、果たしてそれがどんなものになるのか、想像もつかない。この二つの方法は、形が異なる（つまり集団療法だとだいたい六〜九人のメンバーであるのに対し実存的療法では一対一である）だけでなく、その基礎的な枠組みが違う。集団療法で患者たちを見ているとき、私は対人関係理論という枠組みで仕事をしているので、患者は心地よい対人関係を作ることや、維持していくことができないことに悩んでいるという仮定をひとまずつくっている。

しかし、実存的枠組みから仕事をしているときは、私はまったく違う仮定をつくる。患者たちは、人間の条件という厳しい現実——実存の所与——と直面し、その結果として失意に陥るという仮定である。この本に提示されている例は実存的な枠組みからのものが多いので、多くの読者にはなじみがないかもしれない。簡単な紹介があっていいだろう。

〔実存的精神療法の定義〕

実存的精神療法は力動的な治療的アプローチで「実存」という部分に根ざす事柄に焦点を合わせている。

このぶっきらぼうな定義を、「力動的アプローチ」という言葉を具体的に説明することで敷衍《ふえん》させてほしい。力動的（ダイナミック）という言葉は、日常用語でもあるし専門用語としても使われる。普通の定義は（ギリシャ語のdynasthaiに起源をもち、強さやパワーをもつことである）力強さ、あるいはバイタリティの意味をもつ（dynamoはすなわち精力家ということで、ダイナミックなフットボール選手あるいは雄弁な政治家などを指す）。しかし、ここでは明らかにその意味では使っていない。けれど、もしその意味を私たちの専門領域に当てはめるならば、ダイナミックなセラピストだと自称しない人がいるだろうか？　私はのろまで鈍いセラピストですとは誰も言わないと思う。

いや、私はこの力動的（ダイナミック）を専門用語として使っている。それは力という概念を含んではいるが、フロイトの精神機能モデルにルーツをもっている。つまり、個人の内なる葛藤がもつ力がその人の思考や感情や行動を生み出すという前提である。さらにここが重要な点なのだが、このような葛藤のもつ「力」は意識のいろいろなレベルにも存在するけれど、いくつかはまったくの無意識のなかにあるのである。

だから、実存的精神療法は力動的なセラピーであり、他のさまざまな分析的精神療法と同じように、意識的な営みには無意識が否応なく影響していると見なしている。しかし、これは次の質問をしたときに、他の精神分析的思想と袂を分かつことになる。その質問とは、つまり「内的葛藤の力の本質とは何か」ということである。

実存的精神療法は、内的葛藤が私たちを悩ませるのは、抑圧された本能的なあがきや、内面化された重要な人物や、忘れられた外傷的な記憶の断片のせいだけではなく、私たちが「実存の所与」に直面するためでもあると前提している。

だとしたら、この「実存の所与」とは何だろうか？　もし私たちが、毎日の生活上の関心事を一時視野の外に置き、括弧でくくることができて、そして世界における私たちの状況に深く思いを致すことができたなら、私たちは否応なく実存の深奥の構造に行き当たることになる（神学者、ポール・ティリヒの言葉を借りれば「究極の関心事」である）。

精神療法にとって非常に重要な究極の関心事は四つあると私は思う。死、孤独、人生の意味、そして自由である（個々の「究極の関心事」については所定の部分で定義して論じることにする）。

私は、よく学生たちから、なぜ実存的精神療法のトレーニングプログラムを実施しないのかと尋ねられる。その理由は、私が実存的精神療法を個別な独立したイデオロギーをもつ流派とは考えたことがないからである。実存的精神療法のカリキュラムを作ろうとするよりも、むしろすべての熟練した力動的精神療法家の教育過程で、実存的な事柄に対するセンスを増すということを付け加えていくほうがいいと思う。

プロセスと内容

では、実存的精神療法とは実際はどんなものなのだろうか？　この質問に答えるには、精神療法で交わされる会話の、二つの重要な側面に注意を払う必要があるだろう。「内容」と「プロセス」である。「内容」とは読んで字のごとく、語られた正確な言葉、表現された現実的な問題である。「プロセス」は、それとはまったく異なるきわめて大切な側面であり、それは患者とセラピストの間に生じる対人関係である。

関係性のプロセスとは何かと問われれば、私たちはこう答えるだろう。発言されたその言葉（あるいはノンバーバルな行動も）は、今交流している二者間の関係性について、どんなことを伝えているのだろうか？

もし誰かが私のセラピーのセッションを観察したとしても、その人は「死」や「自由」や「人生の意味」、「実存的孤独」について、はっきりした会話をそこで聞くのは無理かもしれない。このような実存的な内容は、ただ数人の（全員ではなく）患者にとって、あるセラピーの段階のときに（いつでもではなく）顕著になってくるかもしれないものである。実際、腕のいいセラピストは、会話の内容を無理にこの領域にもっていくべきではない。セラピーは理論によって進められるべきではなく、関係性によって進められるべきものである。

しかし、実存的志向に由来する独特の「プロセス」に注目してこの同じセッションを観察すれば、まったく違うストーリーに遭遇することになる。実存的テーマに対して感性を高めていれば、それがセラピスト―患者の関係性の質に深い影響を与え、毎回のセッションに影響を与えることになる。

私自身、この本が独特の形式になったことに驚いている。セラピストたちのために、セラピーの秘訣を綴ったものを本にして出すなどとは考えてもいなかった。そう、振り返ってみれば、正確にこの本の発端となる瞬間があった。二年前、パサディナにあるハンティントンの日本風庭園を見物したあと、ハンティントン図書館でイギリスのルネサンス期からのベストセラー本の展示をしていることに気づき、そこに迷いこんだのだ。一〇冊の展示品のうち三冊が、項目にナンバーをふった「秘訣集」だったのだ。それは畜産、裁縫、ガーデニングについての本だった。何百年も前、まだ印刷技術が導入されたかされないかの頃にも、このようなコツを羅列した「秘訣集」が庶民の興味を惹きつけたということに、私は強い印象を受けた。

何年も前、ある小説家のセラピーをしたことがある。彼女は連続ものの二つの小説を書くのに疲れていて、一つが完成してお尻に火がつかないと、絶対に次の小説にとりかからないと決心していた。そのとき私は笑いながら彼女の話を聞いていたが、このハンティントン図書館にきて、「秘訣集」のアイデアが自分の尻に火をつける瞬間まで、彼女が言っていたことを本当には理解していなかったようだ。私は即座に他の執筆計画を放り出し、自分の診療ノートや日誌をかき回し、それから新人セラピストたちへの公開書簡を書き始めたのだ。ライナー・マリア・リルケの亡霊が、この本の文中をさまよっている。ハンティントン図書館での出来事より少し前になるが、私は彼の『若き詩人への手紙』を読み返し、誠実さ、全体を抱合する力、惜しみなく与える気前のよさという彼の精神的レベルにまで、意識して自分を引き揚げようと試みていた。

この本のなかのアドバイスは、私の四五年間にわたる臨床経験のノートから引き出してきたものである。このなかれは、私が仕事をしているなかで役立つと思った技法とアイデアの独特なごったまぜになっている。このなかのアイデアはあまりにも主観的で独断的、それに一部のものはかなり独特で、読者が他のどこでもお目にかかったことのないものだと思う。というわけで、この本は系統だったマニュアル本という類のものではまったくない。そのかわり私は、これを包括的なトレーニングプログラムの補足のようなものにしようと思って書いた。私はこの本で八五のジャンルをランダムに選んだが、これは別に特別な順序やシステムに沿ったわけではなく、セラピーという仕事への情熱に導かれるまま選んだものである。最初は二〇〇以上のアドバイスの文章をリストアップすることから始めたが、自分であまり情熱を感じないものから切り落としていった。

この八五章を選ぶのに影響したもうひとつのことがある。私が最近書いた小説や物語には、自分が臨床で使って効果があったセラピーの手順を盛りこんであるのだが、小説はコミカルで、多くの場合はパロディ的な感覚があるので、たいていの読者にはそこに描写されているセラピーの手順が果たして真面目なものなのかどうか、はっきりしないだろうと思うのだ。本書は、私にとって小説に記録されたものを、きちんとした形に戻すいい機会だった。

この本は、自分の気に入っている介入方法や言葉の基本的なコレクションだが、技法はたっぷり盛り込まれていても、理論はあまりないきらいがある。もっと理論的な背景をお知りになりたい読者は、私のテキスト『実存的精神療法』*Existential Psychotherapy* や『理論』*The Theory*、あるいは『集団精神療法の実際』*Practice of Group Psychotherapy* をお読みになったほうがいいだろう。この本の母体になる著書である。

薬理と精神医学のトレーニングを受けているので、私は今まで「患者」という言葉になじんできている（「患者 patient」はラテン語に語源をもち、悩み・苦痛に耐えている人を指す）。しかし私は、この「患者」という言葉を「クライエント」と同義語として使っている。精神療法やカウンセリングの慣習ではこの「クライエント」という呼び方が普通である。「患者」というと、一部の人にはお高くとまっていて、冷たい、分け隔てをする、権威的なセラピストの構えを表わしているように受け取れると思う。しかし、読み進めていただきたい。私の治療的人間関係は、契約と、率直さ、平等主義に基づいており、最初から最後までそのように働きかけているのである。

私のものも含めてのことだが、多くの本はわずかな実質的部分と、それをを上品に繋ぎ合わせるためのたくさんの埋め草とで成り立っている。しかし、私が助言をたくさん選び、その多くが独立した形になっていて、埋め草や場面転換的な文章を除いてしまったため、この本はエピソードが多く、いろいろな方向に傾くような趣のものになると思う。

私はこれらの助言を行き当たりバッタリに選んだ。読者の多くがご自身で系統立てずに、これらを試してごらんになることを期待してはいるが、あとで考えてみると、私は読者が読みやすいようにこれらをグループ分けしようと試みていたようだ。

最初のセクション（1〜40）はセラピスト–患者間の関係性の質に的を絞っている。とくに「今–ここ」の考え方や、セラピストがどうやって「自分」を使うか、セラピストの自己開示などに重点を置いている。

次のセクション（41〜51）は、「プロセス」から「内容」に方向を変えている。死や人生の意味、自由（責任性や決断という問題も含めて）という「究極の関心事」を探求していく方法を示唆している。

三番目のセクション（52〜76）は、日常のセラピーのなかで起こってくるさまざまな事柄を扱っている。

四番目のセクション（77〜83）では、夢をセラピーのなかでどう扱うかを述べている。

最後のセクション（84〜85）は、セラピストをしていることのリスク、あるいはその恩恵について論じている。

この本のなかには、私が気に入っている具体的な言葉とか、介入方法とかが散りばめられている。それと同時に、私は臨機応変さとか、創造性も奨励している。そういうわけで、ここに出てくる私の特異な介入方法を、はっきりした手続きのあるマニュアルとして見ないでほしい。それらは私のものの見方と、自分固有のスタイルや声を見つけだすために内面へ手を伸ばす私の試みを示しているものである。

多くの学生たちが、他の理論的立場や技法を使ったほうがもっとうまくできると思うかもしれない。この本での私のアドバイスは、私の臨床実践から導き出されたものであり、その臨床は（統合失調や明らかに障害がある人というよりはむしろ）だいたいきちんと日常生活ができる人から、日常生活では非常にうまくやっている患者たちとのセラピーである。彼らとはだいたい週に一回（まれには二回）会い、何ヶ月か、あるいは二、三年の間継続する。このような患者に接する際の私のセラピーのゴールは野心的なものである。症状がなくなるということと、苦痛の軽減を目指すだけでなく、それ以上に個人の成長と基本的な性格の変化に至るように努力するのだ。読者の多くが、私とはまったく違う臨床状況にあるだろうことは理解している。異なるセッティングで、患者の数も違い、セラピーの継続期間も短いかもしれない。それでも読者がそれぞれ創造的なやり方で、私の学んだことを各々の臨床現場に当てはめ、応用していってほしいと希っている。

謝辞

この本を著すにあたってたくさんの方に助けていただいた。まずいつもながら、妻マリリンに多くを負っている。彼女はつねに私の最初の読者であり、最も透徹した読み手でもある。何人かの同僚たちが、専門的な立場から原稿を全部読み、批評してくれた。マレー・ビルムス、ピーター・ローゼンバウム、デイビッド・スピーゲル、ロゼレン・ヨセルソン、サウル・スピロたちである。何人かの同僚たちと学生たちが、この原稿の一部を批評してくれた。ネール・ブラスト、リック・バン・レーネン、マーテル・ブライアント、イワン・ゼンデル、ランディ・ワインガーデン、イネ・ロー、イブリン・ベック、スーザン・ゴールドバーグ、トレーシー・ラルエ・ヤーロム、そしてスコット・ハイリー。

同業者のサポートグループのメンバーの方たちは、寛大にもこの本のいくつかのセクションを議論する時間を与えてくれた。患者さんのうち何人かは、自分のセラピーのなかで起こったことや、見た夢をこの本で使うことを許してくれた。すべての方に感謝したい。

目次

1 成長を阻むものを取り除く

私がまだ若い学生で精神療法の道を苦労して学んでいた頃、自分の読んだ本のなかで最も役に立ったのがカレン・ホーナイ〔Karen Horney,1885-1952〕の『神経症と人間の成長』だった。その本で最も有益だったのはある一つの概念で、それは「人間には持って生まれた自己実現を目指す性向がある」という考え方だった。もし成長を阻む障害が取り除かれるならば、人は、まるでどんぐりが樫の木に育つように成熟し、完全に自己実現した大人になっていくのだと、ホーナイは信じていた。

「まるでどんぐりが樫の木に育っていくように……」。なんと、素晴らしく開放的で清々しいイメージだろう！　その言葉によって、自分の仕事への見方が一新され、結果的にそれ以後の私の精神療法へのアプローチは変わっていったのである。私の任務は、患者たちの行く手を阻む障害物を取り除くことなのだ。それに、その任務すべてを私がする必要もない。私たちを人間らしい人間にするための無数の要素、たとえば成長しようという欲望や、好奇心、意志、生きる情熱、思いやり、誠実さなどによって患者を活性化させる必要もない。そんなことではなく、私がしなければならないのは、ただ障害が何なのかを見極めてそれを取り除くことだけなのだ。そのあとのことは、患者に内在する自己実現の力の刺激で自動的に起こってくる。

一人の若い未亡人のことを思い出す。彼女は、自分が二度と人を愛することができなくなったと言い、「心が故障した」と表現していた。「二度と愛することができない」などと公言するのは、恐ろしいことだ。私は、それについてはどうしていいかわからなかった。しかし、彼女が人を愛せるようになることを妨害しているたくさんの障害を見分けて、それを一掃することに心を尽くしたらどうだろう？　それならば、私には可能だった。

彼女にとっては、愛が裏切りのように感じられるのだということが、まずわかってきた。他の人を愛するのは、彼女にとっては死んだ夫を裏切ることだったのだ。まるで亡夫の棺桶に最後の釘を打ち込むような感覚なのだ。他の人を亡夫と同じくらい深く愛する（それ以下では彼女にとって充分ではない）ことは、彼女の亡夫に対する愛が何かしら不充分で欠陥があったことを意味するのである。他人を愛すると、喪失とそしてそれに伴う身を焦がすような痛みが不可避になってくるので、彼女にとっては愛が破壊的なことだったのだ。再び人を愛することは無責任なことでもあった。つまり自分自身が邪悪で忌わしいものであり、彼女のキスは「死のキス」だからである。

何ヶ月もの間、私たちは、他の男性を愛することの妨げになっている今述べたようなものをすべて見つけだす作業を続けた。何ヶ月も、順繰りに各々の理不尽な障害物と格闘した。しかし、ひとたびそれができてしまうと、患者の内的なプロセスがそれを引き継いだ。彼女はある男性に会い、恋に落ち、再婚した。彼女に、相手を探すことや、与えること、育むこと、愛することを教える必要はなかった。どうしたらそういうことができるか、私も知らなかったのだから。

カレン・ホーナイについて少し述べたい。たいていの若いセラピストは、この名前になじみがないだろう。私たちの分野では、卓越した理論家の保存期限が実に短くなっている。だから私はときどき、回想へと回り道することになると思う。それは彼らに敬意を表するためだけではない。この分野には卓越した貢献者たちの長い歴史があり、今日の心理療法を深いところで支える土台を築いたのは、その人々だという点を強調したいためである。

「ネオフロイディアン運動」と言われるものが、精神力動理論に米国特有の付加をした。この運動を進めた臨床家や理論家たちは、フロイト原理論の欲動への着目の仕方に反対していた。原理論とは、その人の内部に組み込まれた欲動の発動と表現とによって、個人の発達はほとんどコントロールされているという考えである。

そのかわり、ネオフロイディアンたちは、個人を包み込む対人環境の広大な影響を考慮に入れ、そしてそれが一生を通じて、その人の性格構造を形成すると考えた。最もよく知られている対人関係理論家は、ハリー・スタック・サリヴァン、エーリッヒ・フロム、そしてカレン・ホーナイである。彼らの理論は、私たちのセラピー用語とセラピー実践のなかに深く統合され、溶けこんでいるので、私たちは皆、知らず知らずのうちにネオ・フロイディアンなのである。モリエールの『町人貴族』に出てくるジュールダン氏のことを思い出す人もいるかもしれない。ジュールダン氏は「散文」というものの定義を教わったあと、驚いてこう叫ぶのだ。「こいつはあきれた！　わしは四〇年も散文をしゃべってきて、ちっとも気がつかなかったとは！」

2 診断を避ける～保険会社への申告以外は

精神療法を学んでいる現代の学生たちは、「診断」を過度に強調する環境に置かれている。管理型保険の担当者たちは、セラピストが手早く正確な診断にたどりつき、それからその診断に見合った短期の、焦点化されたセラピーにとりかかるように要求する。確かに聞こえはいい。道理にかなっているし、効率的にも見える。しかし、現実の前ではほとんど何の力もない。むしろこれは、法律のように無理やり科学的正確さを人間に当てはめようとする錯覚に基づいた試みを表わしていて、価値もなく、可能なことでもないのだ。

「診断」は、生物学的な素地をもったくさんの重篤な状態（たとえば、統合失調症、双極性障害、主要な情動障害、側頭葉てんかん、薬物中毒、中毒による器質性あるいは脳の疾患、退行性の障害、感染性のもの）の治療を考えるとき、確かに重要なものである。だが、そこまで機能が損なわれていない患者との日常のセラピーにとって、診断は多くの場合、逆効果になる。

それはなぜだろう？　一つの理由として、精神療法を成り立たせているのは、セラピストができるだけ充分に患者を知ろうと試みる緩やかに進展していくプロセスだからである。診断は洞察力を制限する。それは、一人の人間としての他者に関わる能力を弱めてしまう。ひとたび診断を下してしまうと、その診断に合わない患者の兆候に対しては見逃しやすくなり、最初の診断を固めるような微妙な兆候にも過剰に注意を向けるようになるのである。それだけでなく、診断は予言を自己達成するような役目を果たしてしまう可能性がある。患者に「境界線《ボーダーライン》」とか「ヒステリー」と言うと、それに合致するような特徴を刺激し、長びかせることになってしまうかもしれない。確かに、臨床における病型に対する医原性の影響については、長い歴史があり、昨今の多重人格障害や性的虐待の抑圧された記憶に対する論争などもそれに含まれる。そしてこれも大切だが、DSMの人格障害のカテゴリーにはあまり信頼性がない（それに当てはまった患者たちはたいてい長期の精神療法をすることになる）ということを心に留めておくように。

患者にDSM-Ⅳで診断を下すのは、長いセッションのあと、たとえば一〇回以上セッションして相手のことをよく知ったあとよりも、最初の面接でのほうがずっと楽だという印象を受けたことのないセラピストはいるだろうか。科学の一種だとしたら、これは奇妙ではないだろうか？　私の同僚はこのことを痛感しており、精神科の研修医に必ずこう問いかけることにしているそうだ。「きみたちが個人的な精神療法を受けているとか、これから受けようと思っているとしたら、セラピストはどうやってきみみたいに複雑な人間をDSM-Ⅳの診断にぴったり当てはめて説明すると思いますか？」

セラピーという仕事のなかで、私たちはある程度の（しかし過度にではなく）客観性という細道を踏み外さぬようにしなくてはならない。私たちが、もしDSMの診断システムを過剰に重く受け止めたり、自分たちが本当に自然の摂理に刻み目をつけているのだと過信したりするならば、私たちはセラピーという冒険的な仕事に内在する人間性、自発性、創造性、そして流動性という要素を危険にさらすことになるかもしれない。忘れないでほしいのだが、今は捨て去られている以前の診断システムを練り上げた臨床家たちは有能だったし、自負心もあって自信満々だった。今のDSM委員会のメンバーたちもまったく同じである。そのうち、DSM-Ⅳという中華料理屋のメニューのようなものが、臨床の専門家には馬鹿げたものに見えてくる時代がくるのは疑いない。

＊訳注

米国の医療保険制度——日本では、国民はすべて何らかの公的保険に加入しているが、米国の保険制度は日本のものとまったく違う。高齢者、低所得層にはメディケア、メディケイドなどの公的医療保険があるが、そのほかの人々は個人で民間の保険に入らなくてはならない。

その民間の保険は、実費給付方式と管理医療方式とに大別される。前者は日本の公的医療保険のようなもので、どの病院にも適用できるが、保険料が高い。後者には色々な種類があるが、概して制約が多い。

精神医療、カウンセリングも保険の対象になるが、精神医療に対しては受療制限などによる医療費抑制の締め付けが強い。その影響もあり、昨今長期間のセラピーは補償対象とならず、短期間で表面的な結果が出る認知行動療法系のアプローチが歓迎される傾向にある。

3　セラピストと患者は旅の仲間

フランスの作家アンドレ・マルローは、何十年もの間人々の懺悔を聞きつづけてきた田舎司祭の話を書いている。彼はこのような仕事のなかで、人間の本質について何を学んだかの結論をこう述べる。

「まず最初に、人間というものは皆が思っているよりずっと不幸だということです。……それに、成熟した人間と言えるような人はどこにもいません」。人は皆――そこにはセラピストも患者も含まれる――人生の楽しみも味わうが、それと同様に人生の避けようのない暗い側面も経験する。それはたとえば幻滅であり、加齢であり、病いであり、孤独、喪失、虚しさ、痛みを伴う選択、そして死である。

ドイツの哲学者アルトゥール・ショーペンハウアーほど、このことを剥き出しに、冷たく述べた人はいないだろう。

思春期に、私たちは自分たちの未来に思いを馳せる。まるで劇場にいて幕が上がるのを待っている子どもたちのようだ。座席に座り、胸を躍らせ、劇が始まるのを待っている。これから実際には何が起こるのかわからないのは、ありがたいことだ。もし未来がわかるのならば、子どもたちが有罪を宣告された囚人のように見えることがあるかもしれない。死刑宣告ではないが、しかし終身刑であり、それでいながら、皆、自分に下された宣告の意味にも気づいていない。

あるいはまた
私たちは野にいる子羊のようだ。屠殺者の監視のもとで遊んでいるが、その屠殺者は自分の獲物にするために、一匹また一匹と羊たちを選び出す。つまり幸せな日々には、私たちは災いには気づかない。運命がたった今も戸口にいて、病気、貧困、障害、そして視力や理性の喪失が待ち構えていることに気づかないのだ。

ショーペンハウアーのものの見方は、彼が個人的に不幸であったためにひどく誇張されてはいるが、しかしそれでも、自意識をもつすべての人間の人生に失望が組みこまれていることは否定できないだろう。私はときどき、妻と二人で架空のディナーパーティーを計画して楽しむことがある。同じ傾向の人たちを集めてパーティーを開くのである。たとえば、何でも独り占めしないと気がすまない人のパーティー、途方もないナルシストたちのパーティー、狡猾な受動攻撃性性格者のパーティーなどを知り合いから選んでみる。あるいは反対に、私たちが出会った本当に幸せな人たちだけを招く「ハッピーパーティー」も考える。奇妙なパーティーならどんなものでも苦労せず満席にできるが、たぶん、「ハッピーパーティー」のテーブルだけいっぱいにできないと思う。朗らかな性格の人を思いつくたびに、この「ハッピーパーティー」のウェイティングリストに加えておいて、テーブルをいっぱいにしようと他の人を捜しているうちに、このリストのうちの誰か、あるいは複数の人が、ついに人生の大きな不運に襲われてしまったことがわかるのだ――たいていの場合、本人や子ども、つれあいの重い病気である。

このような現実的で悲観的なものの見方が、援助を求めてくる人と私との関係に長い間影響を与えていた。セラピーにおける人間関係についてはいろいろな言い方があるが（患者／セラピスト、クライエント／カウンセラー、被分析者／分析者、クライエント／ファシリテータ、そして一番不愉快な表現だが、最近では消費者《ユーザー》供給者《プロバイダー》などである）、しかしどの言い方も私が考えるセラピーでの二者関係の感じを正確には伝えていない。それよりも、私は患者との関係を「旅の仲間」と考える方が好きだ。この定義ならば、「彼ら」（悩んでいる人）と「私たち」（癒す人）との区別を取り除くことになると思う。トレーニングを受けている時期に、私はしばしば分析を完了したセラピストという概念に触れることがあった。しかし年を重ねるにつれ、非常にたくさんのセラピスト仲間と親しい友人関係になり、この分野での先輩に接したり、以前私のセラピストや先生だった人に頼まれて手伝いをしたり、私が先生となり先輩となったりしてみると、この分析を完了したセラピストという概念は根拠がないのだと気づくことになった。私たちは皆同じ立場なのである。つまりセラピストであろうとどんな人であろうと、この存在自体に内在する悲劇を免れる人など、どこにもいないのだ。

私が気に入っているヒーリング物語のひとつに、ヘルマン・ヘッセの『ガラス玉遊戯』のなかの挿話がある。そこには、聖書の時代の高名なヒーラー、ヨーゼフとディオンという二人の人物が出てくる。二人とも腕は確かだったが、まったく違う方法でヒーリングをしていた。若い方のヒーラー、ヨーゼフは、静かな霊感に満ちた傾聴で癒しを行った。巡礼者たちはヨーゼフを頼りにした。苦悩や不安は彼の耳に入ると、水が砂漠の砂に染み入るように消えてしまい、懺悔した人が彼の元を離れるときには、もう心のなかには何もなく静かになっていた。一方、ディオンは、年上のヒーラーだったが、助けを求める人に積極的に向かい合った。ディオンは彼らの告白していない罪を見抜くのだった。彼は偉大な裁判官であり、叱責する者であり、説教家であり、矯正者だった。そして彼は、積極的な介入によって人を癒した。懺悔している者を子どものように扱い、助言をし、苦行を指示して罰し、巡礼や結婚を命じ、敵同士を仲直りさせた。

二人のヒーラーは会うこともなく、何年もの間ライバルとして仕事をしていた。しかしヨーゼフが精神的に病んでしまい、暗い絶望に落ちこみ、自己破壊的な考えに責めさいなまれるようになって二人は出会うことになった。自分のセラピーの方法では自身を癒すことはできず、彼はディオンの助けを求めて南へと旅だった。

旅の途中で、夕暮れに彼がとあるオアシスに身を休めていたとき、年上の旅人と会話を交わした。ヨーゼフが自分の旅の目的と目指す土地とを告げると、その旅人はディオンを捜す手伝いをしようと申し出た。その後、この長い旅の途中で、この年上の旅人はヨーゼフに自分の正体を明かした。語るも不思議、彼こそがディオン――ヨーゼフが捜していたその人だった。

ためらうことなく、ディオンはこの若い絶望したライバルを自分の家に招き入れた。その家で彼らは何年も共に住み、共に働いた。ディオンは最初、ヨーゼフに召使になってほしいと頼み、その後自分の弟子に格上げし、そして最終的には完全に対等な関係となったのだ。何年か後、ディオンは病に倒れ、死の床に若い同僚を呼んで告白を聞いてくれるようにと言った。ディオンは以前のヨーゼフのひどい病気のことや、そして彼が老ディオンに助けを求めるために旅に出たことを語った。ヨーゼフが、自分の旅の仲間がディオンその人であるとわかったとき、まるで奇跡が起こったように感じただろうと語った。

ディオンの死の時がきた。彼はそのとき、あの奇跡について沈黙を破り、ヨーゼフに語った。あのときのことはディオンにとっても奇跡に見えた。なぜかといえば、ディオン自身も絶望に陥っていたからだ。彼もまた空虚さと精神的な死を感じており、自分を救うこともできずに助けを求めて旅に出たのだ。二人がオアシスで出会ったその夜、彼は有名なヒーラー、ヨーゼフを探す旅の途中だったのだ。

ヘッセの物語は、いつも私を超自然的な感覚で感動させる。「援助を与えることと受けること」「誠実と不誠実」「ヒーラーと患者の関係性」についての深い啓発に溢れていて、心打たれるのだ。二人は力強い助けを得たが、方法はそれぞれ違った。若いヒーラーは、育まれ、大事に育てられ、教えられ、助言を受け、親代わりになってもらった。また一方、年長のヒーラーは、他人の役に立ち、弟子を得て、彼から子としての愛や尊敬を受け、孤独をやわらげられて救われた。

しかし今、この物語をもう一度考えてみると、この二人の「傷ついたヒーラー」たちはお互いにもっと役立つことができなかったのだろうかという疑問が湧いてくる。おそらく彼らは、より深く、より本質的に、より力強くお互いを変える機会を逸してしまったのだ。たぶん、本当のセラピーは死の床の場面で起こったのである。そこで彼らは、お互いが「旅の仲間」であり、ただの人間であり、人間的でありすぎるほどだったということを自己開示しあい、誠実に向き合うこととなった。二〇年以上の秘密は、それなりに有用ではあったと思うが、それがもっと深い援助のようなものを妨害し、妨げていたかもしれない。もう二〇年早く、ディオンが告白していたらどんなことが起こっただろう？　もし、答えのない問いに、ヒーラーと求道者が手を携えて向かい合っていたら？

これらのことは、リルケの『若き詩人への手紙』を思い出させる。彼はこう書いている。「すべての未解決なものに対して忍耐を持ちなさい。そしてその問い自体を愛してみなさい」。私はこの言葉にこう付け加えたい。「そしてそれを問うた人も、同様に愛してみなさい」

4 患者と充分関わること

非常に多くの患者たちが「親密性」に関わる部分で葛藤を抱えており、セラピーにおいて直接にセラピストとの間に親密な関係を経験することによって、助けを得ている。人によっては、自分のなかには基本的に何か受けいれがたいもの、嫌悪感を催すものや許せないものがあると信じていて、親密な関係になることを恐れている。そうだとすれば、自分を充分相手に開示し、それでいてなおかつ受けいれられるということが、セラピーでの援助の主要な手段かもしれない。また、利用され、侵入され、捨てられることを恐れて親密さを避けている人たちもいる。その人たちにとっても、親密で自分を思いやってくれるセラピストとの関係が、自分が予期するような破局に至らないということが、それまでの生き方を修正してくれる感情体験となる。

そのため、患者と私との関係に気を遣いそれを維持することが、何よりも大切なことになり、私はお互いがお互いをどう見ているか、細かいニュアンスに至るまで注意する。今日、何だかこの患者が距離をとっているように見えないか？　競争的ではないか？　私の言っていることに気が向かないようではないか？　私の言ったことを私生活では役立てているのに、それが私の援助によることを率直に認めていないのではないか？　過度に礼儀正しくないか？　へつらっていないか？　めったに異議を唱えたり反対したりしないのではないか？　気持ちが離れているのではないか、あるいは疑っていないか？　私は相手の夢や白日夢のなかに入っているか？　私との想像上の会話は何だろう？　こういうことを私はすべて知りたいし、それ以上のことも知りたい。セッションの一時間の間に、私たちの関係性を必ず確認するのである。質問はこんなふうに率直だ。「今日、わたしたちのセラピーはどんな具合でしょうね?」「お互いの間のスペースは、今日はどんな感じですか?」時には患者に先の予想をさせてみたりする。「これから三〇分後のことを想像してみてください。その頃にはあなたは家に向かって車を走らせながら、今のわたしたちのセッションを思い出しています。そうしたらあなたは、今日のわたしたちのセッションをどう感じるでしょう? 今日、わたしたちの間で話されなかった言葉とか、質問しなかったことはどんなことでしょうか?」

5 支持的であること

肯定的に支えてもらうことの大切さを実際に体験することが、集中的な個人セラピーを受ける大きな意義である。質問――セラピーを受けて何年か経った後、患者は、セラピーの経験を振り返って何を思い出すだろう？　回答――洞察でもなく、セラピストの解釈でもない。たいていの場合、彼らはセラピストが言った肯定的で支持的な言葉を思い出すのだ。

私は通常、患者のさまざまな特性に接して私が感じる肯定的な考えや感情を、表現するように努力している。たとえば彼らの社交性、知的好奇心、温かさ、友人に対する誠実さ、はっきりと自分の考えを言うこと、自らの内なるデーモンに直面しようとする勇気、変化しようとする熱意、すすんで自己開示をすること、子どもたちへの優しい愛情、虐待の連鎖を本気で断とうとしていること、次の世代へ厄介な問題を引き渡さない決意をしたこと等々である。肯定的な表現を出し惜しみしてはならないし、そんなことには何の意味もないが、今述べたような観察や肯定的な気持ちを表現することには大きな意味がある。そしてうわべだけのお世辞にならないように気をつけよう。その支持的表現がフィードバックや解釈と同じくらい的を射たものとなるようにしよう。セラピストがもつ大きな力を忘れないように――その力というのはある部分、患者の最も私的な人生の出来事や思考、幻想などをひそかに知っていることから生まれてくるものである。自分の私的なことをここまで知っている人から受けいれられ支持されたということは、途方もなく肯定的な体験となるのだ。

患者がセラピーのなかで勇気をもって意味深い前進をしたならば、そのことを口に出してほめるように。患者とのセッションに熱中していて終えるのが惜しいと思ったら、私はこの時間が終るのが残念だと相手に言う。そして私は（告白するが、どのセラピストも小さな秘密の違反を蓄積しているものだ）何分か時間をオーバーすることで、ノンバーバルにこれを表現することも厭わない。

たいていの場合、セラピストは勇気ある偉大なドラマのたった一人の観客である。そういう特権的立場にあるのなら、必ず演者に反応しなければならない。患者には他にも相談相手になる親友がいるかもしれないが、自分のある重要な行動について、セラピストが正しい理解に基づいた評価をしてくれるというのはかけがえのないことなのだ。たとえば何年か前のある日、マイケルという小説家の患者が、秘密の私書箱を閉じてきたと私に伝えた。何年にもわたって、この私書箱が長い間続いた秘密の不倫相手とのコミュニケーションの経路だった。その私書箱を閉じるというのは重要な行動だったので、私には彼がこの行動を起こした勇気をほめる責任があると考え、自分が彼のその行動に感心していることを表現しようと努力した。

しかし数ヶ月たっても、彼はまだ以前の恋人の面影を思い出し、彼女を求めて苦しんでいた。私は、サポートした。

「マイケル、わかってると思うけど、きみが経験したような情熱的な感情は、そう簡単には消えていかないものですよ。もちろん彼女を求める感情はこれからも甦ってくると思う。それも避けようがないことでね。それはあなたの人間性の一部なんだから」

「それは、わたしの弱さの一部だっておっしゃるんですね。自分が鉄のような人間で、彼女のことなんか永遠に無視できたらと思いますよ」

「鉄のような人間……そういう人間のことをロボットというんですよ。ありがたいことに、あなたはロボットではないようだし。ここで今まであなたの創造性や感受性のことをずいぶん話してきましたね。それこそがあなたの一番の強みです。だからこそ、あなたの書くものがあんなにもパワフルでたくさんの人を惹きつけるのです。でも、その同じ特徴には暗い面もあります。不安です。そのためにあなたは、こういう状況を平静にやり過ごすことができないわけです」

私を落ち着かせてくれたリフレーミングの素晴らしい例がある。かつて、私は自分の本を書評で悪く書かれて気落ちし、友人で『エクソシスト』の原作者であるウィリアム・ブラッティに愚痴を言ったことがある。彼は素晴らしく支持的な態度で応えてくれて、その言葉は瞬時に私の傷を癒してしまった。「アーヴ、もちろんきみはあの書評で動揺していると思うよ。ありがたいことじゃないか。そういう感受性がなかったら、きみはこんな素晴らしい作家にはなれなかったんだから」

セラピストであれば誰でも、患者を支える自分なりの方法をつかむだろう。私の脳裏には、ラム・ダスが何年も修行をしたインドのヨガ道場のグルに別れを告げるイメージが、鮮明に焼きついている。ラム・ダスは別れにあたって、自分にはまだまだ欠点や不完全なところがたくさんあって、ここを離れる心構えができていないと嘆いた。するとグルは立ち上がって彼に近寄り、観察しながら、ゆっくりとおごそかに彼のまわりを回った。そして、改まって見解を表明して締めくくった。「わたしには不完全なところなど見えないが」。私は、患者のまわりを文字どおり回ることなどはしないが、眼で彼らを観察する。もちろん患者の成長過程はとどまることがないと感じてはいるが、にもかかわらず、このラム・ダスのイメージはしばしば私のコメントの指針となる。

支持的な言葉には、容姿へのコメントも含まれるかもしれない。たとえば着ている洋服のこととか、充分に休養をとって元気そうだとか、日焼けしているとか、新しい髪形のことなどである。もし、患者が自分の容姿が魅力的でないと偏執的にこだわっているのであれば、人間としてすべきことは、自分はその人を魅力的だと思っている（もしそう感じているなら）とコメントすることである。そして、どうして自分には魅力がないなど考えるようになってしまったのか、その原因を考えることである。

　私が精神療法について書いた『ママと人生の意味』*Momma and the Meaning of Life* という小説で、主人公のアーネスト・ラッシュ博士は、並外れて魅力的な女性患者に窮地に追い込まれる。彼女は、ラッシュ博士を率直な質問で追い詰めるのだ。「わたし、男性から見て魅力的でしょうか？　あなたはどう？　もしあなたがわたしのセラピストでなかったら、あなたは男性としてわたしに応えてくれるでしょうか？」この質問は究極の悪夢のような問いかけである。セラピストにとっては、どんな質問より恐ろしい。この質問をされたくないために、セラピストは自分を出し惜しみすることになる。しかし、そんな恐怖は謂われもないものだと思う。その質問を患者の一番の関心事だと考えるならば、私の小説の主人公のように、あっさりこう言えばいいと思う。「もし状況がまったく違ったとしたら、別の世界で出会ったとしたら、それにわたしが独身で、あなたのセラピストでないとしたら、その答えはイエスです。わたしはあなたのことをとても魅力的だと思うだろうし、もっとあなたのことを知ろうとするでしょう」

　そう答えて、何かリスクを冒すことになるだろうか。私の見解では、このようにはっきり言うことで、あなたやあなたのセラピーに対する患者の信頼は増すだろう。もちろん、こう答えたからといって、向けられた質問をめぐって別な角度から問いかけていく邪魔にはならない。たとえば、そういう質問をした患者の動機やタイミングについての質問（標準的なのは「なぜ、今そういう質問を？」という類のもの）、あるいは患者が肉体的なものや誘惑に非常に関心があることへの質問などである。患者の最初にした質問は、もっと大切な質問を覆い隠しているかもしれないのだ。

6　共感〜患者の窓から外を見る

ふとした言葉や出来事が人の心にとどまり、先行きの道標となり慰めになることがあるのは、何と不思議なことだろう。何十年も前、私は一人の乳癌の患者をカウンセリングしていた。彼女は青春期の間ずっと、不平不満ばかり口にする父親との長期にわたる苦い葛藤のなかに閉じ込められていた。何とか和解したい、父との関係を新しくしたいと強く思って、彼女は父が自分を大学まで車で送ってくれるときがくるのを心待ちにしていた。その道中で数時間、父と二人きりになれるのだ。けれど、長く待ち望んだ旅はひどい結果になってしまった。父はいつものように、道沿いの小川が汚ないしゴミがたくさん浮いているなどと、長々と不平を言うだけだった。一方、彼女が目にしたのは美しい田園の汚されていない川で、ゴミなどまったく浮いていなかった。それでどう返答していいかわからず、結局彼女は黙りこんでしまった。道中の残りの時間、二人はお互いそっぽを向いて過ごすことになった。

その後、彼女は一人で同じ道を旅した。ところがそのときはじめて、道に沿って川が二本流れていることに気づき、びっくりした。つまり、川は道の両側に流れていたのだ。彼女は悲しげに言った。「今回は自分が運転したんです。そうしたら私の側の窓から見えたのは、父が言ったようなみっともない汚れた川だったんです」。しかし彼女が父の側の窓から見ることを学んだそのときには、もう遅すぎた。父は亡くなり、埋葬されてしまっていたからだ。

この物語は長く私の心に残り、事あるごとに私は自分自身や生徒たちに釘をさすことにしている。「相手の窓から外を見なさい。患者が見ているように世界を見ようと努力するのです」。私にこの話をしてくれた女性は、その後すぐに乳癌で亡くなった。彼女の話が何年もの間、どれだけ私や学生たちの役に立ったか、そしてひいては多くの患者の役に立ったか、それを彼女に伝えることができなかったことを、私は今も悔やんでいる。

五〇年前、カール・ロジャーズ〔Carl Ransom Rogers, 1902-1987〕は「正確な共感 accurate empathy」を、有能なセラピストに必要な三つの要素のひとつに挙げた（他の二つは「無条件の肯定的関心 unconditional positive regard」と「純粋性 genuineness」である）。そして、精神療法の調査という分野に乗り出した。その調査は結局、「共感」の有効性を裏付ける注目すべき結果を導き出すことになった。

もしセラピストが的確に患者の世界に入りこむことができれば、セラピーは質の高いものになる。ただ単に、充分理解され、充分見てもらえたという経験をするだけで、患者はきわめて大きなものを得るのだ。だからこそ、患者が自分の過去や現在や未来をどう経験しているかを正しく理解することが重要なのである。私は自分で作った前提にとらわれず、繰り返しそれを疑ってみようとしている。たとえば……

「ボブ、あなたとメアリーの関係を考えてみたのですが、こんな理解でいいでしょうか？　あなたはメアリーとは合わないとわかったとおっしゃいましたね。それで彼女と別れたくてしかたないと。彼女と一緒にいると退屈してしまって、一晩をずっと彼女と一緒に過ごすのは避けているということでしたね。しかし今、彼女があなたの望みどおり身を引いたら、あなたはもう一度彼女が欲しくなった。あなたは彼女と一緒にいたくない、わたしには確かにそう聞こえたけれど、あなたに彼女が必要なときがきて、そのとき彼女がいなかったらと思うと耐えられない。ここまでは、これでいいですね？」

共感的理解は、たった今の領域――つまり、セラピーの時間の「今―ここ」――において最も重要なものである。心に留めておかねばならないのは、患者が体験しているセラピーの時間とセラピストが体験しているそれとはまったく違うということだ。セラピストたちは、いくら熟練した人たちでも、このことを再発見するたびに何度も愕然としてしまう。ある患者が、前回のセッション中の出来事に強い感情を喚起され、のっけからそれを言いたてるようなことは珍しくはない。そして私は当惑し、前回のセッションで、こんなすごい反応が出てくるような何が起こったのかまったく想像もできないでいる。

このような患者‐セラピスト間の見方の相違に興味をもち始めたのは、何年か前からである。私は治療グループとエンカウンターグループの両方のメンバーの経験について、調査を行っていた。私のアンケート調査は非常にたくさんのメンバーが対象で、各々のミーティングで彼らがどんなことを危機的だと思ったか尋ねていた。種々様々なたくさんの出来事が記載されていたが、それらは、グループリーダーがそれぞれのミーティングで危機的な出来事だと見なしていたこととは非常に異なっていた。そして、自分たちのグループ経験のなかで最も危機的だった出来事を選んだ際に、メンバーとリーダーとの間で同様な相違が認められた。

もうひとつ、私がこの患者‐セラピスト間の見方の相違に直面したのは、とある非公式の実験的試みがきっかけだった。それは、セラピーのたびごとに患者と私がそれぞれそのセッションのまとめを書くという試みだった。この実験をするまでには面白い経緯があった。患者はギニーという女性で、彼女は才能ある創造的な作家ではあったが、そのときは執筆できないだけでなく、表現に関わることがいっさいできないという症状に悩んでいた。一年余り私の治療グループに参加したのだが、どうも思わしくなかった。彼女は自分のことをほとんど開示せず、他のメンバーともほとんど関わりをもたないうえ、私を非常に理想化していて、彼女にとっての本物の出会いはここでは不可能と思われた。それで、ギニーが金銭的な事情でグループから抜けなくてはならなかったとき、私はこの風変わりな実験をもちかけたのだ。私は彼女に個別カウンセリングをし、代金を受け取らないかわりに、彼女にはセッションのたびごとに、セッション中には言語化しなかった自分の感情や思考を全部、自由に、自己検閲せずに書きまとめてもらう。私のほうでも、彼女とまったく同じことをする。そして私たちは毎週、封をしたその記録を私の秘書に手渡し、何ヶ月かごとにお互いの記録を読み合うことにするという提案だった。

私の提案にはいくつか目論見があった。ものを書く宿題が彼女の書く力を解放するかもしれないということと、もうひとつ、セラピー中に彼女が自分をもっと自由に出せるようになるかもしれないということ。そしてたぶん、私が書いたものを彼女が読むことで、私たちの関係が良い方向に向かうかもしれないという期待もあった。私はそのセッションのときに感じた自分の喜びやフラストレーション、混乱などを自己検閲せずさらけ出して、文章にするつもりだった。もしギニーが私をもっと現実的に見ることができれば、私を理想化することから徐々に抜け出して、私ともっと人間的な関係をもてるだろうと思ったのだ。

(この「共感」のテーマとは関係がないことではあるが、ちょっと脇にそれて付け加えておきたい。この実験をしたのは、私自身、作家として自分の声を創り出そうと試みつつある時期だった。患者と併行して書こうという私の申し出には、そういう虫のいい動機もあったのだ。これによって風変わりな執筆練習ができたし、また専門家としての桎梏《しっこく》を破る機会にもなった。毎セッション後すぐに、心に浮かんだことを書き記すことが私の声を解き放ってくれた。)

お互いの記録を数ヶ月ごとに交換するのは、「羅生門」的な経験とでもいうべきものだった。私たちは同じ一時間を分かちあっているのに、二人はそれをまったくそれぞれ独特なものとして経験し、思い出しているのだった。ひとつ例を挙げてみれば、二人は同じセッションのまったく違うところを重視しているのだ。私の的確で冴えた解釈？　いや、彼女はそんなところはまるで聞いていない。そのかわり彼女が重視しているのは、私がほとんど気づくこともない彼女をめぐる些細な場面だった。私が彼女の洋服や容姿や作品をほめたこととか、私が何分か遅刻してへどもど謝ったこととか、彼女の皮肉を面白がってクスクス笑ったこととか、二人でロールプレイをやったとき、彼女をからかったこととか……*。

この経験を通して、セッションの時間中に患者と私が同じ経験をしていると決めこんではいけないと教えられた。患者が前回のセッションで感じたことを話しだしたとき、彼らがセッションで経験したことを必ず問い返すようにしてみたが、いつも決まってまったく新しく予想もしなかったことがわかるのだ。共感的であるということは、日常会話でもよく語られることである。人気歌手たちは、他人の身になって考えよう、他人の立場に立ってみようと決まり文句のように歌い上げている。しかし私たちは、このプロセスの複雑さを忘れがちなのではないだろうか。他の人が本当はどう感じているか知るのは至難の業である。ほとんどの場合、私たちはたんに自分の感情を相手に投影しているにすぎない。

生徒たちに「共感」を教えるとき、エーリッヒ・フロム〔Erich Fromm,1900-1980〕はよく二〇〇〇年も前のテレンティウスの言辞を引用していた——「私は人間であり、人間的なことはすべて私と無縁ではない」。そして患者から提示されるどんなファンタジーや行いも、たとえそれが恥ずべきことであっても、暴力的、好色的、サドマゾ的なことであっても、私たちのなかにある相応する部分に目をつぶらないようにと力説したのだった。もし目をつぶってしまったときには、なぜ自分のその部分を閉ざしているのかを探るように、彼は私たちに示唆したのである。

もちろん、患者の過去を知ることは、患者の窓から外を見る能力を非常に大きくすることになる。たとえば、もし患者が打ち続く喪失に苦しんでいるのであれば、彼らは世界を「喪失」という色眼鏡で見るだろう。たとえば彼らはあなたが関心をもったり、近くなりすぎるのをいやがるかもしれない。また喪失するのが恐ろしいからである。

したがって過去を探ることは、表面的なつながりを作り上げるために重要なのではなく、私たちがもっと正確に相手に共感するために重要なのである。

＊　後日、私はこのセッションの記録を精神療法の教材に使用したが、その際、その記録が非常に教育的価値をもつことに驚愕した。学生たちはこの私たちの合作を「書簡体小説」のように見えると評し、そして結局、一九七四年にその患者ギニー・エルキン（ペンネーム）と私は、『日々少しずつ近しくなって』*Every Day Gets a Little Closer* というタイトルでそれを出版したのだった。二〇年後、その本はペーパーバックになり、新しい命を生き始めた。だから、サブタイトルの「二度語られたセラピー」*Twice-Told Therapy* のほうがよりふさわしいかもしれない。しかしギニーは古いバディ・ホリーの歌が好きで、そのメロディと結婚したかったのである。

7 共感を教える

正確な共感は、セラピストにとって絶対必要な特性だが、患者にとってもそうである。そのため私たちは、患者が他者への共感を育てられるよう援助しなくてはならない。心に留めておかなくてはならないことだが、患者たちは通常、満足な対人関係を培うことができなくてセラピーにくるのである。多くの人が他人の体験や感情に共感することができないでいる。

患者の共感する力を養うには、セラピストが「今－ここ」の技法を使うのが非常に効果的だと私は確信している。この戦略はわかりやすい。患者たちがあなたに感情移入できるように援助するのである。そうすれば彼らは自動的に、自分の人生にとって大切な人のために、必要な推測をするようになるだろう。「自分の言葉や行いが他の人にどう影響していると思います？」と、セラピストはごく普通に患者に質問する。私がお勧めするのは、ただ単に、この問いの「他の人」にセラピスト自身を含めることである。

私がどう感じているかを、患者が思いきって推測しようとするとき、私はたいていそのことに焦点を当てる。たとえば、もし患者が私の何らかの仕草や言葉を読みとって、「先生にとって、わたしと会うことなんてひどく退屈に違いない」とか「わたしと関わってしまったことを後悔していらっしゃるんでしょう」とか「この時間は先生の一日で一番不愉快な時間になるのでしょうね」とか言うとき、私は現実を吟味し、コメントする。「それは私に向けた質問ととっていいですか？」

これはもちろん、簡単なソーシャルスキルトレーニングである。私は患者に、私に率直に尋ね、ものを言うことを強いるのである。そして私は直接的、援助的なやり方で応えようと努力するのである。たとえば、私はこう応えることもできるだろう。「あなたはわたしを完全に読み違えていますね。そういう感情はまったくありませんよ。わたしは一緒にセラピーをすることが楽しいんです。あなたは今までとても勇敢なところを見せてくれましたし、一生懸命やってくれています。あなたはセッションを忘れたことがないし、遅れてきたこともない。思いきってこんなにたくさんの大事なことを分かち合うようにされていますし、ここではあらゆる点で、するべきことをしていると思いますよ。けれど、わたしがあなたのことをどう感じているかというあなたの推測は、いつも決まってわたしの内的な経験とは一致しない。そこがちょっと気になる点ですね。そのずれはいつも同じ方向です。わたしがあなたに向ける関心を、あなたはずいぶん過小に見積もっていますね」

もうひとつ別の例――

「たぶん前に話したことがあると思うんですが……」（そして患者は長い話を始める）

「あなたは、『前に話したことがある』とおっしゃってから話し始めることがずいぶん何回もありますよね。頻繁なのでびっくりしています」

「いい癖じゃないとわかってるんですが……なぜなんでしょうね」

「同じ話を何回も聞かされると、わたしがどう感じると思われるんですか？」

「先生は絶対うんざりすると思うんです。きっとセッションが終るのを待ちわびて、時計を何回も見るのではないかと……」

「それはわたしに向けた質問ととっていいですか？」

「ええ、どうでしょう？」

「確かに同じ話をまた聞くのはいらいらします。まるで実はあなたが私に話をしているのではなくて、その話が私たち二人の間に割りこんでくるような気がするのです。あなたの言うとおり、時計を見ました。でも見たのは、あなたの話が終ってから終了時刻までに、まだ交流する時間がもてたらいいと思ったからです」

8　患者があなたのことを気にするように

三〇年以上前のことだが、「精神療法物語」のなかでも、一番悲惨な話を聞いたことがある。私は一年間の奨学生として、ロンドンのあの有名なタビストッククリニックにいた。そこで、英国の卓越した精神分析医で、かつ集団精神療法家でもある人物に出会った。彼はそのとき七十歳で、引退することになっており、引退する前の晩に長い間継続してきた集団療法の最後のミーティングを行ったのだった。メンバーは、たいていは一〇年以上そのグループにいた人たちだが、グループが続いてきた間にお互いどう変化してきたかを回想しあっていた。そして、このなかに一人だけ、まったく変わらなかった人がいるということで全員が一致した。セラピストその人である！　実際、彼らはセラピストが一〇年たってもまるで変わっていないと言っていた。すると、そのセラピストは私のほうに顔を上げ、強調するようにデスクを叩き、いかにも教師然とした声で言った。「きみ、これが素晴らしい技法なんだよ！」

私はこのエピソードを思い出すたびに悲しい気持ちになる。それだけ長い間他人と一緒にいながら、影響されたり、変化させられることもなく、そこまで他人に自分を関わらせなかったのだと考えると、とても悲しくなる。読者に言いたい。患者があなたのことを気にかけるように仕向けなさい。患者があなたの心に入りこみ、あなたに影響を与え、あなたを変えるようにさせて、なおかつそれを隠さないでいることだ。

何年か前に私は、何人もの友人を「誰とでも寝る」と悪しざまに言う女性患者の話を聞いていた。それはいかにも彼女らしいことで、彼女は誰のことを言うときでもこんなふうに酷評するのだ。私は、彼女の友人に対する非難に衝撃を受け、その驚きを口にした。

「いったいどういう意味ですか？　わたしの他人に対する批判が先生には衝撃だと言うんですか？」と、彼女は応じた。

「そういうことを聞くと、どうも自分をさらけ出すことに慎重になってしまうのです。もしわたしがあなたの友人だとしたら、あなたに自分の暗い面を見せるのをためらうでしょうね」

「ええ、でもこの問題ははっきり白黒つけられることだと思います。そういう手軽なセックスを、先生はどう思われます？　先生ご自身はどうですか、セックスを愛と切り離すなんて、想像できますか？」

「もちろん想像できますよ。それも人間の本性の一部ではないですか？」

「そんなの絶対いやです」


こんな感じで彼女とのセッションは終った。そして何日か後まで、私はこのやりとりに落ち着かないものを感じていた。それで私は次のセッションを始めるとき、彼女が私の言葉で嫌な気持ちになったと思うと、ずっと落ち着かなかったと伝えた。彼女は私のこの反応にびっくりしたようだった。そして、私が彼女をまったく誤解していると言った。彼女は私や私の言葉が嫌だったのではなく、そういう人間の本性や自分の性的な願望が嫌だったのだと言う。

そのセッションの終り頃、彼女はこの出来事に話題を戻した。自分の言ったことで私が居心地の悪さを感じたことを後悔してはいたが、同時に彼女は私に気にかけてもらえたことに感動し、それがうれしかったと言った。その交流はセラピーに劇的な触媒作用をもたらした。それ以降のセラピーで、彼女は私をより信頼してくれるようになり、あえてリスクを冒してくれるようになった。

最近、私の患者の一人がメールをくれた。

「わたしは先生を愛していると同時に憎んでいます。なぜかといえば、先生はわたしを置き去りにしてしまうからです。アルゼンチンとかニューヨーク、チベットや最果ての地に行ってしまうわけではなく、毎週毎週わたしを置き去りにし、ドアを閉めて、それからきっと野球に夢中になったり、株価をチェックしたり、楽しく口笛を吹きながらお茶を入れたりして、わたしのことなどまったく考えないのです。もちろん考える必要などないこともわかっていますが……」

この言葉は、多くの患者がしたくてもできない重要な質問を声にしてくれている。「先生は次のセッションまでの間に、わたしのことを一度でも考えてくれるのだろうか？　それとも、これから一週間、わたしは先生の生活から完全に姿を消してしまうのだろうか？」

私の経験から言えば、次のセッションまでの一週間、患者は私の心からまったく消えてしまうわけではない。もし次のセッションまでに、患者が聞いたら役に立つと思われる考えが何か浮かんだら、私は間違いなくそれを患者と分かちあうだろう。

もし私がセッションの間に何かミスをしたとしたら、率直にそれを認めるのがベストだと思う。あるとき、患者が夢を語った。

「わたしは昔通っていた小学校にいて、小さな女の子に話しかけてるんです。その子は泣いていて、教室から出ていってしまったんです。わたしはその子にこう言うんです。『あなたを愛してる人はたくさんいるんだから、みんなから離れていくようなことはしないほうがいいわ』」

私は、彼女がその「小さい子」と「話しかけた人」の二人であって、その夢は前のセッションで話し合ったちょうどそのことと対応しているし、そのことを反映していますねと示唆した。彼女は「当然そうですよ」と答えた。

それが私をイライラさせた。彼女はいかにもいつもの彼女らしく、役に立つ私のコメントを受けいれなかったのだ。それで私は、彼女の「当然そうですよ」という言い方をしつこく分析し続けた。その後、私がこのあまり結果が良くなかったセッションを考えてみたとき、二人の間にあった問題はほとんど、私がこの「当然そうですよ」を頑固に分析しようとしたことであって、そうやって私は、彼女の夢に対する自分の洞察を信頼してもらおうと思ったのだ。

私は次のセッションの冒頭で、前回自分が大人げない態度をしたと認めた。それに続くセッションは、私たちのこれまでのセッションのうちで最も実り多いものであった。彼女は、それまで長い間隠していたいくつかの重大な秘密を打ち明けてくれた。セラピストの自己開示が患者の自己開示をもたらしたのだ。

時には、患者たちが夢に出てくるほど気にかかることがある。もしその夢がセラピーの足しになると考えたら、私はためらわず患者とその夢のことを話し合う。あるとき私は、空港で一人の女性患者に会い、ハグしようとしたところ、彼女の持っている巨大な財布に邪魔されてできなかった夢を見たことがある。私はこの夢を彼女に話し、直前のセッションで私たちが話し合ったことと関連づけた。そのとき私たちは、彼女が私たちの関係のなかに持ちこんできた「荷物」のことを話し合っていたのだ。それは、父親に対する彼女の強くアンビバレントな感情のことだった。彼女は、私が自分の夢の話をしたことに心を動かされた。そしてその夢を、彼女が父と「私」とを合成していることに関連づけるという私のロジックを認めてくれた。しかし彼女は、この夢に別の説得力ある意味があると示唆してくれた。すなわちその夢は、彼女との間のプロとしての契約（つまり財布、お金の入れ物、すなわちカウンセリング代金に象徴されるようなもの）が、二人の十二分な関係性を妨げていることを、私が後悔しているというものだった。私は彼女の解釈が説得力のある意味をもっていること、そして、それが私の心の奥底に潜むある感情を反映していることを否定できなかった。

9　自分のエラーを認めること

分析家のウィニコット〔Donald Woods Winnicott,1896-1971〕の鋭い観察によれば、「良い母」と「悪い母」との差は、彼女たちの犯すエラーの差ではなく、そのエラーに対してどういう態度をとるかの差なのだそうだ。

私が会ったある患者は、一見些細な理由でセッション三回目のときに、前のセラピストのところに通うのをやめてしまった。三回目のセッションで、彼女はむせび泣いて、ティッシュに手を伸ばしたが、箱が空だった。そのセラピストは、オフィスじゅうティッシュやハンカチを探しまわったが、どこにもなくて、ついには外のトイレまで駆けていって両手いっぱいにトイレットペーパーを持って帰ってきた。彼女はその後のセッションで、この出来事はセラピストにとって恥ずかしいことだったでしょうと言ったのだが、彼はそんなことはまったくないと否定した。彼女がそのことを強調すると、彼はますますがんばって否定した。そのうえ、なぜ彼女が自分の返答を疑うのかと問い返してきた。ついに彼女は結論を下した（この結論は正しいと私は思う）。彼は彼女と本心でやりとりしなかった。だから、この先長いセラピーをしていく相手として信頼できないと。

エラーを認める例を挙げてみよう。ある患者は、人生の初期に起こったたくさんの喪失体験で傷ついていて、セラピーでは、現在脳腫瘍で死にかけている夫の来るべき喪失を扱っていた。あるとき彼女は、私が次のセッションまでの間に一度でも彼女のことを考えるかと問いかけてきた。私は答えた。

「あなたの置かれている状況のことをよく考えますよ」これは間違った解答である！　彼女は私の言葉に激怒

した。「何でそういうことが言えるんですか?」と彼女は問うてきた。「わたしを助けてくれるはずの先生が、わたしの一番奥にある個人的な感情を打ち明けてほしいと言っているあなたが! そういう言い方を聞くと、わたしには『自分』がないのではという恐怖が大きくなるんです。みんな、わたしが置かれている状況は考えてくれるけれど、わたし自身のことは考えてくれないんです!」その後彼女は、自分が「自分」をもっていないだけでなく、セラピストである私が、彼女とのセッションに「自分自身」として関わっていないのだと付け加えた。

私はその後の一週間、彼女の言ったことを熟考した。そして彼女はまったく正しいという結論に達した。そして次のセッションでは、まず初めに自分のエラーを認めて、そしてこの件に関しての自分の盲点を理解することに手を貸してくれないかと彼女に頼んだ(ずっと以前、私は才能ある分析家であるシャーンドル・フェレンツィ〔Sandor Ferenczi,1873-1933〕の文章を読んだことがあったが、彼はそのなかで患者に「たぶん、あなたにわたし自身の盲点を見つける手助けをしてもらえると思うんです」と言ったと記している。心に残る言い回しはたくさんあって、私はしばしばそれを臨床に使うのだが、これはそのひとつである)。

私たちはそれから、彼女の苦悩の深さを私が警戒していること、そして、物理的に抱きしめる以外ならどんな方法でもいいから、とにかく彼女の慰めになることを見つけたいという私の欲求のことを一緒に考えた。たぶん、自分が力量をはるかに超えた安心感を約束してしまい、それが彼女の気を引きすぎたのではないかと心配になって、最近のセッションで腰が引けていたのではないかと私は示唆した。彼女の「状況」について、私が人間味を欠いたコメントをしたのは、こういう文脈のせいだったと考えたのである。けれど本当は、自分がどうにかして彼女を元気づけたかったのにどうしていいかわからなかったことを、素直に認めたほうがずっとよかっただろうと私は彼女に話した。

もし何か失敗したら、それを認めることだ。どうにかもみ消そうとすると、裏目に出る。どこかの段階で、患者はあなたが誠実でないことを感づき、セラピーはうまくいかなくなる。それよりも、エラーを開けっぴろげに認めることは、患者にとって良いお手本となり、あなたにとっては彼らが重要だと表現することになるだろう。

10 患者ごとにセラピーを創造する

現在、多くの精神療法リサーチに内在する大きなパラドクスがある。研究者は、ある精神療法治療のやり方と他の療法（薬物療法や他のやり方の精神療法）とをきちんと証明できるように比較する必要があるため、「標準化された」治療法を呈示しなくてはならないのである。「標準化された」治療法とは、そのプロジェクトのすべての対象者に対して均質なセラピーであって、将来的に他の研究者やセラピストによって再現できなくてはならないのだ（言葉を換えて言えば、薬物の効果をテストするようにセラピーもまったく同じ基準を維持するということで、すなわち、すべての被験者が同じ純度と効能の薬を摂り、そして未来の患者も、まったくそれと同じ薬をとることができなくてはならないということである）。しかし同時に、「標準化」という行為そのものが、セラピーを非現実的で、効果のないものにしてしまうのである。たいていの精神療法のリサーチが、あまり経験豊富でないセラピストや研究生を使うという事実と併せてこの問題を考えてみると、なぜこのようなリサーチが、結局は事実とかけ離れた結果になるか簡単に了解できると思う。

熟練のセラピストに課せられた仕事を考えてみてほしい。彼らは、本物の、無条件の肯定的関心を患者に向け、融通無碍な関係を作り上げなくてはならない。患者に対し毎回のセッションで、あなたの（メラニー・クライン風に言えば）「差し迫ったポイントから」話してほしいと言い、顔を合わせたその瞬間に開示された大切な問題を、これまでにない深さまで探求していくのである。どんな「問題」だろうか？　セラピストにまつわる何らかの感情かもしれない。あるいは、前回のセッションの結果浮かび上がってきた事柄や、セッションの前夜見た夢から出てきたことかもしれない。私が言いたいのは、つまりセラピーとは臨機応変なものだということである。患者との関係は力動的で進化し続けており、経験は間断なく継続していて、なおかつそのプロセスへの考察もされているのだ。

セラピーという川の流れは、その核心において臨機応変であるべきであり、予知できない川床を永遠にたどっていくようなものである。セラピーが、経験の少ない、充分トレーニングを受けていないセラピスト（あるいはコンピュータ）が型どおりに行えるように、ひとつの公式にまとめられてしまえば、それは醜悪なほどに歪められてしまう。管理型保険の動向から生まれた実に嫌悪すべきものが、かつてないほどの定型セラピーへの依存である。そのようなセラピーでは、セラピストは指示された順序や、どれを話題にするかのスケジュール、毎週出す課題まで遵守しなくてはならないのだ。

ユングは自叙伝のなかで、患者個々人の内的世界と言語の独自性を高く評価していた。その独自性のため、セラピストは患者ごとにセラピー言語を創り出さなくてはならないというのだ。少し大げさかもしれないが、現在の精神療法は重大な危機に瀕していると私は思う。抜本的な修正策を要するほどに、セラピストの自発性が危機に瀕している。それどころか、私たちはもっと先を行く必要がある。つまりセラピストは、各々の患者ごとに新しいセラピーを創ることを目指さなくてはならないのだ。

自分たちの主要な課題は、関係性それ自体が変化の媒介となるような人間関係を二人で築くことだと、セラピストは患者に伝えなくてはならない。このようなことを、決まった手順を使った速修講座で学ぶのは途方もなくむずかしい。何よりも、セラピストは患者が行こうとしているところならどこへでも行く準備がなくてはならず、安全で信頼のおける関係を創り続けるために必要なことは何でもやる準備がなくてはならないのだ。私は、セラピーをしていくにあたって最適な方法を探るために、患者それぞれに対してセラピーをあつらえようと努力している。そのようにセラピーを形成していく過程は、土台作りでも前置きでもなく、それこそが本質的な部分だと私は思っている。以上のような指摘はブリーフセラピーの患者にも関連があるが、しかし主として期限の設定のないセラピーを受ける余裕のある（あるいはそのほうが適当な）患者とのセラピーに関わることである。

私は、前もって準備された技法を使用するのは避けるようにしている。そして私の選んだ道が、目の前の臨床的な状況が要求するところから自然に流れていくようにできるかどうか、ベストをつくすことにしている。「技法」というものは、それがセラピストと患者との独自の出会いから出てきたものであればセラピーの助けになると、私は思っている。私がスーパーバイズしているセラピストたちに何らかの介入方法を勧めると、彼らは必ずといっていいほどそれを次のセッションに入れこもうとして、大失敗する。そのため、私は彼らにコメントするとき、こういう前置きをつけることにした。「これをそのまま次のセッションで試すようなことはしないでほしいんだが、こういう状況ではわたしならこういうふうに言っただろうね……」。私が言いたいのは、どんなセラピーの過程にも事前に決めておくことのできない、大小の自然発生的な答え方や技法があるということだ。

もちろん、経験豊富な人と初心者とでは、「技法」の意味あいにもかなり差がある。人がピアノを学ぶには技法が必要であるが、しかし最終的には音楽を奏でるのであれば、必ずや学んだ技法を越え、自分の自発的な動きを信頼しなくてはならない。

例を挙げよう。ある日、たて続けに喪失体験をした患者が、うちひしがれてセッションにやってきた。彼女は父の死を知らされたばかりだった。ほんの数ヶ月前に夫が死んで、すでに深い悲しみに沈んでいたところなので、これから葬式のために飛行機で両親の家まで帰って、幼い頃に死んだ兄弟の墓の隣に父の墓が並んでいる光景を見るなんて、彼女には想像するだに耐えがたかった。そして一方では、自分の父の葬儀に出ないことの罪悪感を扱いかねていた。

いつもなら彼女は非常に才覚に富んだ能力がある人で、私や他の人に対しては自分のために「うまく取り計らおうとしている」と言って批判的だった。しかし今や、彼女は私からの何かを必要としていた。何か具体的で、罪悪感を軽減してくれるようなことだ。これに応えて、私は葬式に行かないようにという指示を出した（これは医師の命令です――と私は言った）。そのかわり、私は次のセッションをちょうど彼女の父の葬儀の時間にセッティングした。そして、そのセッションをまるごと彼女の父への追想のために使ったのだ。二年後、セラピーが終結するとき、彼女はこのときのセッションがどんなに力になったかを語ったのだった。

また、ある患者は生活上のストレスで圧倒されていて、セッションの間じゅうほとんどしゃべれず、ただ自分の身体に腕をまわして静かに揺すっていることしかできなかった。私は彼女を慰めたい、抱きしめて「大丈夫、すべてうまくいきますよ」と言ってあげたいという強い欲求に駆られた。しかし私はハグするという考えを頭から払いのけた。彼女は義父から性的虐待を受けていて、私たちの関係は安全なものであるという感じを保つようとくに気を遣うべきだったからだ。そのかわりその時間の終りに、衝動的にではあったが、私は次のセッションを彼女の都合のいい時間に変えようと申し出たのだった。いつもなら彼女は私とのセッションのために仕事を休むのだが、それを仕事の始まる前の、朝早い時間にしようと提案したのだった。

この介入は、私が期待したような安心感を与えなかったが、それでも有効だった。基本的なセラピーの原則、つまり起こってくることは何でもセラピーのために使えるということを思い出してほしい。このとき、彼女は私の提案に懐疑的で、怯えさえ感じたのだった。私が本当は彼女と会いたくなくて、一緒にいるこの時間は私にとって重要でなく、だから予約時間を変えたのは彼女のためでなく自分の都合なのだと、彼女は確信していた。このことによって、私たちは彼女の自己卑下、自己嫌悪の私への投影という豊かな治療的資源へと、導かれたのだった。

11　治療的言葉ではなく治療的行動

患者から学ぶという好機を生かしなさい。患者がセラピーのプロセスで何が有効だったと思っているのか、たびたび質問するように心がけなさい。セラピーのどの部分が役に立ったか、セラピストと患者ではこれに対する結論が一致しないことが多く、以前、私はそのことにストレスを感じていた。一般に、セラピーで役立った点として患者がよく挙げるのは、関係性に関わる部分である。それはしばしば、セラピストがセラピーの枠を越えて手を差し伸べた行為であったり、セラピストの一貫性や存在が生き生きと示されることだったりする。例を挙げると、ある患者は自分が電話でインフルエンザにかかっていると言ったにもかかわらず、私が快く会ってくれたことを口にした（最近、彼のカップルセラピーをしているセラピストは、彼が鼻をすったり咳をし始めたりすると、感染を恐れてセッションを早めに打ち切ったという）。また別の女性患者は、自分が慢性的に怒っているので、結局は私が彼女を見捨てるだろうと信じていたのだが、セラピーが終るとき、こんなことを話してくれた。一番有効だった介入は、彼女が私に怒りの発作を起したときには必ず、次のセッションが自動的にスケジューリングされるというルールを私が作ったことだと。

また、セッションを終了するにあたり今だから話せるという機会に、ある患者がこんな出来事を話してくれた。私が旅行を目前にしたセッションで、彼女は自分が書いた物語を私に手渡した。私は彼女に、その物語がとても気に入ったと書き送ったのだ。その手紙は私が彼女を思いやる気持ちの確かな証拠であり、彼女は私が留守の間、その手紙で自分を支えたのだった。ひどくうつ的だったり、自殺企図がある患者にこちらから電話で連絡するのは、ほとんど時間もかからないことだし、患者にしてみれば非常に意味のあることなのだ。ある患者は、服役したこともある強迫的な万引き嗜癖者だった。彼女が言うには、長いセラピーのプロセスのなかで自分にとって一番重要だったのは、私がかけた一本の励ましの電話だったという。彼女がいつもコントロールを失ってしまうクリスマスの買い物の時期に、私は街から遠く離れていたのだが、彼女に電話をかけたのだ。彼女は、私がわざわざ彼女のことを気にかけていると知らせてきたのに、それでも盗みをするような面汚しなことがどうしてできようかと思ったと言う。もしセラピストたちが、依存性を育ててしまうことを心配するのであれば、患者に対して、危機的なときにどんなことをしてもらうと一番助けになるか、その戦略を考えるために力を貸してくれるよう頼むこともできるだろう。

また別のときのことだが、今述べた患者は万引きを繰り返してはいたが、より安いものを盗むように行動を切り替えていた。たとえば、キャンディーバーや煙草である。彼女はいつも決まって、家計の帳尻合わせを盗みの理論的根拠にしていた。この信念は明らかに理屈に合わなかった。ひとつには彼女が裕福だったこと（しかし、彼女は夫の財産に精通することを拒んでいた）。そのうえ、彼女が盗みで貯めたお金の額はごくわずかだったから。

「今度はあなたにどんな援助ができるでしょう？　貧乏だという感覚を克服するために、わたしは何をしたらいいですか？」と私は尋ねた。彼女はふざけて、「まずは先生からわたしにお金をください」と言った。そこで私は自分の財布から五〇ドル取り出し、このお金をこれから盗もうとするものの代わりにとっておきなさいという指示とともに、封筒に入れて渡した。言葉を換えれば、店からでなく私から盗みなさいということだった。この介入が彼女を支配していた強迫的衝動を止めた。そして一ヶ月後、彼女はその五〇ドルを私に返した。それ以来、彼女が貧乏を理由に正当化しようとすると、私たちは必ずこの出来事を話題にしたのだった。

私の同僚の一人がこんな話をしてくれたことがある。彼はあるダンサーのセラピーをしていたことがあるのだが、セラピーが終るとき、彼女はこのセラピーの中で一番意義深かったのは、彼女のダンスリサイタルに彼が出席してくれたことだったと語ったという。

また他の患者は、セラピーを終えるにあたり、私が快くオーラセラピーをしてくれたことが一番役に立ったと言った。彼女はニューエイジの信奉者で、ある日、セッションルームに入ってきたとき、自分のオーラに亀裂が入っているから気分が悪いのだと確信していた。彼女はカーペットに身を横たえ、私は指示に従って、彼女の身体の何センチか上に手をかざし、オーラの亀裂を直すために、頭からつま先までその手を動かしたのだった。ニューエイジのいろんな手法に懐疑的であるようなことを私がよく洩らしていたので、私が彼女の願いどおりにしたことを、自分に対する愛情のこもった敬意と考えたのだと思う。

12 個人セラピーを受ける

私の考えでは、心理療法のトレーニングで何を措いても最も大切なのは、個人精神療法を受けることである。質問――「セラピストにとって最も大切な道具は何か？」回答――（ここでミスする人はいないだろうが）「セラピスト自身である」。この本では、セラピスト自身をどう使うかの理論的根拠や技法について、さまざまな側面から検討していくことになるだろう。まずはシンプルなことから述べてみれば、セラピストは患者に道筋を示すために、個人的なモデルになる必要がある。喜んで患者と深い親密な関係をもとうとしていることをはっきり表わさなくてはならないし、そのプロセスには、患者についてやあるいは私たち自身の感情についての確実なデータをもたらす、最も優れた情報源を掘り出すことに熟達する必要がある。

セラピストたちは、自身の暗い側面になじんでいなくてはならないし、人類すべての願望や衝動に共感できなくてはならない。研修中のセラピストは個人セラピーを受けることによって、患者の椅子からセラピー過程のいろいろな側面を経験することができる。たとえばセラピストを理想化しがちな傾向とか、依存したい欲求であるとか、親切で思いやりのある聞き手への感謝とか、セラピストに与えられた力とかである。若いセラピストたちは、自身の神経症的な問題を扱う必要があるだろう。フィードバックを受け取ることや、自身の盲点を発見すること、他人が見る視点から自分を見ることを学ぶ必要もある。自分が他者に与えるインパクトを知り、どういうふうに正確なフィードバックを返すかを学ばなくてはならない。最後に、精神療法は心理的に荷の重い仕事である。精神療法につきものの職業上の危険にも対処できるよう、内的な強さと自覚とを育てておかなくてはならない。

多くの研修プログラムでは、個人セラピーを受けることを必須のコースにしている。たとえば、カリフォルニアの臨床心理学大学院のいくつかでは、一六〜三〇時間の個人セラピーを受けることが必須である。出発点としてはとてもいい、しかしそれは出発点でしかない。自己探求は一生続く過程である。私はセラピーをできるだけ深く、長く受けることをお勧めしたい。そしてセラピストは人生のさまざまな段階でセラピーを受けたほうがいいと思う。

私が四五年間のキャリアのかたわら続けたセラピーオデッセイは、以下のようなものである。まず、精神科研修生のときに一週間に五回七五〇時間のオーソドックスなフロイト派精神分析（これは保守的なボルティモア・ワシントン派の教育分析家による）、それからチャールズ・ライクロフトによる一年間の分析（彼はイギリス精神分析協会の「中道派」である）、パット・バウムガルトナーによる二年間のセラピー（彼はゲシュタルト・セラピスト）、ロロ・メイによる三年間の精神療法（ウィリアム・アランソン・ホワイト研究所の対人関係療法、実存療法指向の分析家）、それからさまざまな分野のセラピストとの短い期間の無数のセラピー、そのなかには行動療法、生体エネルギー法、ロルフィング、カップルセラピー、今まで一〇年間続いている男性セラピストたちのリーダーなしのサポートグループ、そして一九六〇年代には、まさに多種多様な趣向のエンカウンターグループ、そのなかには、ヌードマラソングループなどもあった。

このリストにある二つの特徴に目をとめてほしい。一つは、アプローチの多様性である。派閥的になることを避け、多様な治療アプローチの強みを正確に認識することが、若いセラピストには必要である。そうすることで学生たちは、正統的なもののもつ確実さを犠牲にすることになるかもしれないが、何か非常に大切なものを得るだろう。それは、セラピーという仕事の根底にある複雑さと流動性をより深く理解できることである。

精神療法について学ぶためには、患者として精神療法を受けるのが一番いい方法だと私は思う。そんなわけで私は、自分の人生での困難な時期を、いろいろな治療的アプローチがどんな援助をしてくれるのか探求する教育的チャンスだと思ってきた。もちろん、特定のタイプの悩みには特定の方法が適合する。たとえば、行動療法は個別の症状を治療するのに最も有効である。それで私は、不眠症を治すには行動療法家のお世話になることにしている。講演やワークショップのために旅行をするとき、私はよく不眠になるのだ。

二つめの特徴は、私は自分の人生のさまざまな異なる時期にセラピーを受けたということだ。自分のキャリアを始めるときには、非常に優れた広大なセラピーの方向性があったとしても、ライフサイクルのまた別の時点では、まったく違った一連の問題が起きてくるかもしれないのである。死にゆく人たちとのセラピーに大々的に取り組んでいた時期があったが（四十代の頃だが）、そのときにだけかなりはっきりした死への不安を体験した。誰だって不安を楽しむことはないし、私も確かにそうだった。しかし私はそれを、良いセラピストとともに自分の内部のこの領域を探求するチャンスとして歓迎した。そのうえ、私はそのとき「実存的精神療法」のテキストを書く仕事をしていて、深く自分を探求していくことが、実存的な問題についての知識を広げることになるだろうと思っていた。それで私は、ロロ・メイとのセラピーを始めたのだが、それは実り多く啓発されるセラピーだった。

多くの研修プログラムが、カリキュラムの一部として体験的トレーニンググループの機会を設けている。それは、そのプロセス自体を重視したグループだ。このようなグループには教えられることが多い。しかしこれらのグループは、参加者にとってしばしば不安を喚起させるものでもあるのだ（そしてリーダーにとっても、たやすいことではない。リーダーはメンバーである生徒たちの競争心や、グループの外での込み入った関係を理解しなくてはならないのだ）。私は、若い精神療法家のためには、見知らぬ人たちの体験グループに入るか、あるいはできたら現在続けられうまくいっている精神療法のグループに入るほうがいいと思っている。グループのメンバーになることではじめて、グループプレッシャーや、カタルシスによる安堵感、リーダーの役割につきものの力の感覚、自分の対人関係のあり方に対してさまざまなフィードバックを受ける苦痛で貴重なプロセスなどを、本当に正しく理解できる。最後に、もしあなたがまとまりのよい、よく機能しているグループの一員になることができれば、あなたはきっとこの経験を忘れることはないだろうし、自分の未来の患者たちにそのような治療的グループを提供しようと努力するだろうと、私は確信している。

13 セラピストに患者はたくさんいても、患者にセラピストは一人

精神療法というシチュエーションの不公平さを、患者たちが嘆くことがある。彼らは、私が彼らを思うよりずっとたくさん私のことを思っているのだ。彼らの生活のなかで私は大きな位置を占めるが、私にとって彼らはそれほどでもない。もし患者が私に何でも好きな質問ができるとしたら、多くの人は、「先生はわたしのことを思い出してくださるときがあるんですか？」と聞くと私は確信している。

この問題を扱うにはいろいろな方法があるだろう。そのひとつとしては、たくさんの患者がこの不公平に苛立つかもしれないが、それは同時に必要なことでもあり、大切なことなのだということである。私たちは、患者の心のなかに大きな位置を占めたいのだ。フロイトは、かってこう指摘したことがある。患者とセラピストとの相互作用が患者の症候学の経過に影響を与える（つまり精神神経症が徐々に転移神経症に置き換えられる）ほどにまで、セラピストが患者の心のなかで大きな存在になることが重要なのだと。私たちは、セラピーの時間が患者の生活のなかの最も大切な出来事のひとつになるようにしたいのだ。

しかしときには患者が、その転移感情によってあまりに情緒不安になったり、セラピストへの感情に苦しんだりすることがある。セラピストへと向かう強い感情を全部捨て去らせることを目指すわけではないが、そのようなときには、何らかの減圧措置が必要になってくる。私は、患者の現実検討能力を高めようとすることが多い。患者に、セラピー状況に固有の冷酷さを説明するのだ。つまり、このような状況設定であれば、必然的にセラピストが患者を思うよりも患者はセラピストのことを思うようになる。セラピストには患者がたくさん

いるのに、患者にはセラピストが一人しかいないのだから。そういうとき、教師の立場と対比するのが効果的だ。教師はたくさんの生徒を受け持つのに、生徒はたった一人の教師しかもてないと指摘する。もちろん生徒たちは、教師が生徒を思うよりもっと多く教師のことを思うだろう。患者が人を教えた経験がある人であれば、このたとえはとりわけぴったりくる。同じように例に使える職種として、たとえば内科医、看護師、監督などがひきあいに出せると思う。

他に私がよく使うやり方は、自分が精神療法の患者であったときの経験を持ち出してきて、こんなふうに言うのだ。「もちろん、わたしがあなたのことを考えるよりも、あなたがわたしのことを考えるほうが多いということが、不公平で不平等だと感じられるのはわかります。あなたはセッションからセッションの期間にわたしと長い会話を交わしているでしょうが、わたしが同じように、あなたと幻想のなかで会話しているわけではないとわかっておられるでしょう。けれど、それは単にこういうプロセスの特徴なのです。わたしは自分がセラピーを受けている時期に同じことを経験しました。患者の椅子に座って、わたしのセラピストにもっとわたしのことを考えてほしいと切に願っていたものです」

14 「今-ここ」を徹底的に使う

「今-ここ」は、セラピーがもつ力の一番大きな源である。セラピーの鉱脈であり、セラピストの（それゆえ「患者の」でもある）親友である。有効なセラピーの生命線が「今-ここ」であり、だからこそ、この本で他のどのテーマよりも広く論じることになるだろう。

「今-ここ」というのは、たった今このセラピーの時間のなかで起こる出来事であり、「ここ」（このオフィス、この関係、間——あなたと私の間にある空間）で「今」、つまりたった今の時間に起こっていることである。それは基本的には、歴史を重視しないアプローチで、患者の歴史的な過去や社会生活での出来事にあまり重きをおかない（しかし、その大切さを無視はしない）。

15 なぜ「今–ここ」を使うのか？

「今–ここ」を使う理論的根拠として、二、三の基本的前提がある。(1)人間関係の重要性、(2)セラピーを社会の縮図として見ること。

社会科学者や現代のセラピストにとっては「人間関係」というものは明らかに途方もなく重要なことで、ここでそのことを詳細に論じるのは「釈迦に説法」のリスクを冒すことになる。私たちの専門的見解がどんなものか――つまり私たちが研究していることが遠い親戚である霊長類のことでも、原始文明のことでも、個々人の発達史や現代の生活パターンでも――にかかわらず、私たちは本質的に社会的な生き物であると言えば充分なのである。生きている間、私たちを取り囲む人間関係の環境は――同僚、友人、教師、そしてもちろん家族も――私たちがどういう人間になるかに甚大な影響を及ぼしている。私たちのセルフイメージは、かなりの程度、自分の人生のなかで重要な他者の目によって評価されたものを反映して形成される。

そのうえ、セラピーを求めてくる大多数の人は、彼らの関係性に根本的な問題を抱えているのだ。全般に人は、長続きする満足な人間関係をつくれず、それを維持できないときに絶望するのである。対人関係モデルに基礎をおく精神療法は、満足のいく関係の障害になっているものを取り除くことを目指している。

二つめの前提――セラピーは社会の縮図であるという――は、結局のところ、患者の人間関係の問題は、「今–ここ」のセラピーでの関係に明らかに現れてくるということである（セラピーをあまり過度に構造化しなければの話だが）。もし患者の生活のなかで、彼／彼女が対人的な面で注文が多かったり、怯えていたり、傲慢だったり、ひかえめだったり、誘惑的だったり、支配的だったり、批判的だったり、不適応だったり、そのほかもろもろの特徴があったら、そのような特徴は、患者とセラピストとの人間関係に現れてくるのだ。もう一度言うが、このアプローチは基本的に歴史を重視しない。不適応なパターンの性質を理解しようとして、詳細な生育歴の聞き取りをする必要はない。なぜかといえば、それはすぐにセラピーの時間の「今、ここに」生き生きと浮かび上がってくるからである。

かいつまんで言えば、「今-ここ」を使う理論的根拠は、人間の問題は大部分が関係性の問題であって、その個々人の人間関係の問題点は、結局はセラピーという出会いの「今、ここに」現れてくるということである。

16 「今―ここ」を使う～ウサギの耳を生やすこと

セラピーの第一段階での仕事のひとつは、患者の人間関係の問題と同等なものを「今―ここ」に見つけることである。セラピストになる教育の最も重要な部分は、どうやって「今―ここ」に焦点を合わせるかということだ。「今―ここ」をキャッチするウサギの耳を生やさなくてはならない。毎回のセラピーの時間に起こる日常的な出来事のなかに、豊富なデータが溢れている。患者がどのように挨拶するか、どんなふうに座るか、まわりのものごとをよく見ているかいないか、セッションの始め方と終り方、どんなふうに自分史を語ったか、どんなふうにあなたと関わったか。

私のオフィスは、自宅から一〇〇フィートほどのところにあるコテージで、曲がりくねった庭園の小道を辿っていく。患者はみんな同じ道を歩いてくるので、何年もの間に私はたくさんの比較データを蓄積することになった。たいていの患者は庭について感じたことを口にする。綿毛のようなラベンダーの花がたくさんあること、甘く強い藤の花の匂い、紫やピンク、真紅やサンゴ色などの豊かな色彩。けれど、まったくそんなことに触れない人もいる。ある男性は、必ず否定的な一言を口にするのだった。それは、ぬかるんだ道のことだったり、雨のときには手すりが必要だとか、隣の家から聞こえてくる落ち葉集めの機械音のことだったりする。私は最初のセッションのために、どの患者にも同じ道案内をする。「×通りを、××ロードから半マイル過ぎたところまで下って、×××アベニューで右に曲がると角に『フレスカ』（魅力的なローカルレストランである）の看板が見えます」。何人かの人は道案内のことに触れるが、触れない人もいる。ある男性（あの、ぬかるんだ道のことを言った人と同一人物）は、初期のセッションで私に挑んできた。「何でまた先生は、『タコ・チオ』（タコ・チオは反対の角にあるメキシコ風ファストフードの目障りな店である）を目印に選ばないで『フレスカ』にしたんです？」

ウサギの耳を生やすためには、この鉄則を心しておきなさい。「ひとつの刺激に対してたくさんの反応がある」。人は共通の複合的な刺激にさらされると、それぞれ非常に違う反応をする可能性が高い。この現象は、集団療法のなかでとくに顕著に現れる。そこで、グループのメンバーが同時にまったく同じ刺激——たとえば、メンバーの誰かがすすり泣いたり、誰かが遅刻したり、セラピストと対決したりした場合でも——にさらされたとき、彼らはその出来事に一人ひとりまったく違うふうに反応する。

なぜそういうふうになるのだろう？　考えられる答えはただひとつ。人は一人ひとりまったく違う内的世界をもち、その刺激はそれぞれに対してまったく違う意味をもつのだ。個人セラピーでも、同じ法則が通用する。ただ、刺激となる出来事が同時にというよりは、連続的に起こるところが違う（つまり、一人のセラピストの受け持つたくさんの患者が、長い時間の間に同じ刺激にさらされるということである。セラピーは、生きたロールシャッハテストのようである——患者はそれに、自分の無意識から出てきた認知や、態度や、意味づけを投影するのである）。

私はある種の基準になる予想を立てている。なぜかといえば、私の患者は全員同じ人間に出会い（もちろん、私が大体安定しているという前提でだが）、同じように私のオフィスへの道案内を聞き、同じ小道を歩いてここに来て、同じ装飾の同じ部屋に入るのだから。となると、患者が特異的な反応をするということは、非常に意味深い情報となる——それは、あなたに患者の内的世界を理解させてくれる王道なのだ。

オフィスの網戸の掛け金が壊れてぴったり閉まらなくなったとき、患者たちの反応はさまざまだった。ある女性は決まって長い間それをいじりまわし、毎週、まるで自分が壊したかのように謝るのだった。たいていの人は無視したが、その不具合を必ず指摘する人もいて、それとなく私が直すべきだと言うのだった。またある人たちは、なぜ私がいつまでも直さないかといぶかった。

ありふれたティッシュの箱さえ、豊富なデータの源になる可能性がある。ある患者は、ティッシュを引き出すとき、箱の位置が少しでもずれると謝った。またある人は、最後の一枚を箱から出すことを拒んだ。また別の人は、私がティッシュを手渡すのをいやがって、自分でできますからと言った。あるとき、私が空の箱を替え忘れていたら、それを何週間もジョークのタネにした人がいた（「今度は気がつきましたね！」とか「新しい箱だ！　今日はきついセッションになる見込みですね」とか）。また、ティッシュを二箱プレゼントしてくれた人もいた。

患者たちはたいてい私の本を読んでいて、本に対する感想もまた豊かな材料の供給源になるのである。何人かは、私がこんなにたくさん本を書いているということに怖気づく。またある人たちは、私にとって、自分は面白くないだろうと心配する。ある患者は、私の本を書店で拾い読みしたが、買う気がしなかったと言った。なぜかといえば、彼は私のオフィスに「すでに寄付をしている」からだという。また別の「限りあるものなら節約して」と考えている人たちは、本に私と他の患者との近しい関係が書いてあると、自分たちへの先生の愛情がほとんど残っていないように感じられるので本は嫌いだと言う。

オフィス環境への反応に加えて、セラピストは他にも基準になるものをいろいろもっていて（たとえば、セッションの始め方と終わり方、お金の支払い方）、それも比較データになる。そしてもちろん、そのなかでも一番優雅で複雑な道具がある――まるでサイコセラピーのストラディヴァリウスのような――それは、セラピストその人である。私は本書でこの道具の使い方とケアのしかたをもっと詳しく述べていくことになるだろう。

17 「今―ここ」と同じものを探す

患者が、他者との人間関係がうまくいかない問題を持ち出してきたら、セラピストはどう対処すべきだろうか？　一般論でいうと、セラピストは、その状況をできる限り深く掘り下げ、患者自身がその関係の中でどういう役割を果たしているかを理解できるように援助し、他の行動が選択できないか検討し、無意識の動機を探り、その相手の動機を推測し、パターン――つまり、患者が過去に作り出した同じような状況――を探るということになる。このような伝統的な戦略には限界がある。このようなやり方が、頭での理解になりがちであるというだけでなく、患者によって変形された不正確な情報に基づいているからである。

「今―ここ」のやり方なら、もっとうまくできる。全体的な戦略としては、「今―ここ」のなかで、この機能不全的な関係に相当するものを探すことである。これができれば、セラピーはもっと正確になり早く進む。例を挙げてみよう。

キースと長く続くわだかまり

キースは私の長い間の患者であり、現職の精神療法家だが、成人した息子との非常に辛い関係について語った。息子は生まれて初めて、定例の釣りとキャンプの家族旅行を自分でアレンジしようと決心していた。息子がとうとうそういう年齢になって、肩の荷が下りることを喜びながらも、キースはコントロールを譲ることができなかった。彼は、旅行をほんの少し早めにしよう、違う場所にしようと言い張って、息子の計画を覆そうとしたが、そのとき息子は爆発した。父のことを侵入的で支配的だと叫んだのである。キースは落胆し、息子からの愛情と尊敬とを永遠に失ったと信じこんでしまった。

このような状況に対し、私のすべき仕事は何だろうか？　キースがコントロールを手放せないことについては、長期的な仕事として将来、再考することになるだろう。しかし、もっと急を要する仕事は、今すぐキースを楽にして、彼が心の落ち着きを取り戻せるように手伝うことである。彼の人生全体という視野から息子との愛情のこもった関係を見てみれば、この気まずい出来事はほんの一瞬のことなので、それを理解できる視点をキースがもてるように援助することである。このエピソードでのキースと息子との関係を、底深くどこまでも掘り下げていくことは、私にはできないと思う。キースの息子とは会ったこともないし、彼の本当の感情については推測することしかできないのだから。この出来事に相当する「今–ここ」の出来事を見つけて扱うほうがずっといい、と私は思う。

しかし「今–ここ」の出来事はいったい何だろう？　これが「ウサギの耳」が必要なところである。私は最近たまたま、キースに患者を一人リファーしたが、彼と二回セッションした後、その患者が顔を見せなくなってしまったという出来事があった。キースはこの患者を落としたことに強い不安を感じており、非常に長い間悩んだ末、前のセッションでそれを「告白」した。キースは、私が彼を厳しく裁き、失敗したことを許さず、私がもう二度と彼に患者をリファーしないだろうと確信していたのである。この二つの出来事の象徴的な同等性に注目してほしい。キースはどちらの出来事でも、たったひとつのことがあっただけで、彼が大切に思う人の目に映る自分に取り返しのつかない傷がつくと思っていたのである。

私は、「今–ここ」のエピソードのほうが、より緊急性があり、なおかつ精確であると見て、そちらを追求する道を選んだ。このエピソードでキースの不安の対象が私で、彼の息子の感情は推測でしかないが、私自身の感情にならアクセスできたからである。私はキースにこう伝えた。彼は私をまるっきり誤解している。私は彼のセンスと情熱に何の疑いももっていないし、彼が臨床の場で優れた仕事をしたと確信している。このたったひとつのエピソードをもとに、これまで彼と一緒に体験してきたことを反故にするなど考えられないし、将来的にも彼に患者をリファーし続けると。最終的に私は、この「今-ここ」の治療的仕事のほうが、息子との「かつて-あそこで」の危機を検討するよりずっとパワフルだったと確信した。そしてずっと後になって、息子とのエピソードの知的分析などすっかり忘れてしまっても、彼はきっと私たちの出会いを忘れることはないだろうと。

アリスと未成熟

アリスは六十歳の未亡人で、再婚相手を必死で探している。男性との関係が何回も不首尾に終わり嘆いていたが、男たちはたいてい何の説明もなく彼女の生活から消えてしまうのだった。三ヶ月目のセッションのときだったが、彼女は一番新しい愛人と船旅をした。モリスという彼は、彼女が買い物のとき値切ることや、順番待ちの列の前に行くために恥ずかしげもなく人を押しのけたり、ツアーバスのいい席を確保するためにダッシュすることに腹を立てていたという。この旅行のあと、モリスは消えてしまい、電話を入れても返事を拒否するようになってしまった。

私は、彼女とモリスの関係の分析に手をつけるよりも、彼女と私との関係に目を向けた。私自身も、彼女とのセラピーをやめたくて、彼女が「セラピーを終えることに決めました」と私に告げるところを空想しては喜んでいるのを自覚していた。彼女は、あつかましくもセラピーの料金を少し安くする交渉をした（そして首尾よく勝ち取った）のに、それでもこんなに高い料金をとるのはあんまりだと言い続けていた。毎回必ず、料金についてひとこと言うのだった。あの日のセラピーは料金に値しただろうかとか、私が彼女にシニア向けの低い料金を設定したがらないとかである。それだけでなく、ちょうどセラピーが終る頃に緊急の話題を持ち出して、時間延長を強要したり、あるいは、私に読ませるものを持ってくるのだった。それは彼女の「夢日記」で「お暇なときに読んでください」と渡されるのだ。そこには、未亡人暮しのことや、日記指導、フロイトの信念に対する誤った理解などが書かれている。とにかく、彼女はどこまでもデリカシーがなく、モリスとそうだったように、私たちの関係をどこか粗雑なものにしてしまった。この「今-ここ」の現実こそ、私たちが検討しなくてはならないものだと思い、彼女が私との関係をどのように粗雑なものにしてしまったかについて、ていねいに吟味していった。そして何ヶ月か後に、何人かの年とった紳士たちが彼女の謝罪の電話を受けてびっくりしたのだが、それがセラピーの有効性の証明だった。

存在感のないミルドレッド

ミルドレッドは小さい頃性的虐待を受けていて、夫との肉体的関係で困難を抱え、結婚生活は危機に瀕していた。夫が性的に体に触れてくると、すぐに過去のトラウマ的な出来事が再体験されてしまうのだった。このパラダイムが、彼女の夫との関係に取り組むのをむずかしくしていた。なぜなら、まず彼女は自分の過去から解放されなければならないわけである。これは厄介な仕事だ。

私が、彼女と自分との「今-ここ」の関係を考察してみたところ、彼女と夫との関係性と私への関係の持ち方に共通点が多くあることが認識できた。私は、彼女とのセッションの間に無視されたと感じることが多々あった。彼女は相手をひきつける語り手であったし、私を充分楽しませてくれた。しかし、私は彼女と一緒に「存在している」ことができなかった。つまり、彼女との相互関係のなかでつながっている感覚、かみあっている感覚、近くにいる感覚がないのだ。彼女は長々とおしゃべりし、私がいても私自身のことを尋ねることがなく、セッションの間じゅう、私がどう感じているかにはまったく興味がないようだった。つまり、そこにいながら私と関係していないのだった。私が徐々に、私たちの関係の「間にあるもの」や、彼女の不在の空間や彼女に締め出されているような感覚にフォーカスするようにし始めると、ミルドレッドは、夫から彼女が逃げている距離を認識し始めた。そしてある日、彼女はセッションの始めにこう言ったのだ。「なぜだかわからないけれど、どうした風の吹きまわしなんでしょう、すごい発見をしたんです。わたし、セックスの最中に目を開けて夫を見たことがなかったんです」

アルバートと飲みこまれた怒り

アルバートは、一時間もかけて私のセラピーへ通ってきていたが、自分が利用されていると感じると、ときどきパニックになるのだった。彼は怒りに悩んでいるのだが、それをどう表現していいかわからなかった。あるセッションで、とあるガールフレンドとのうまくいかないつきあいを語っていた。彼の目から見れば、彼女は明らかに彼をだましているのだが、彼女に向き合うのがこわくて身動きがとれなかったのだ。そのセッションは私にとって同じことの繰り返しに思えた。私たちは何回もセッションをもち、相当な時間を使っていたが、同じことを繰り返し論じていて、私はいつも彼の助けになることがあまりできなかったような気がしていた。彼のほうでも私にフラストレーションを感じているのがわかっていた。彼は私にするのと同じようにたくさんの友人に念入りに話をし、結局彼らは、彼女に距離をおくか、関係を止めると告げるようにとアドバイスするのだった。

私は彼にこんなふうに話をしてみた。

「アルバート、あなたがこのセッションでどんなことを経験しているのか、わたしの推量が正しいかどうか、ちょっと聞いてみたいんだけど。あなたは一時間もかけてここに来て、たくさんのお金を払っていますね。でも、わたしたちは同じことばかり繰り返してるみたいです。あなたは、わたしが大して貴重なものを与えてくれないと思ってる。それはあなたの友人たちについても同じことが言えるでしょう。お友だちはただですけれどね。あなたはわたしに失望し始めてますね。あんまりもらうものが少なくて、むしり取られているような気がしたり怒りさえ感じているのでしょう」

彼はかすかに笑って、私の評価は結構正確だと認めた。私はかなり近づいたようだ。私は、それを彼の言葉で繰り返してみてほしいと頼んだ。彼はうろたえながらも繰り返し、そして私はこう答えた。「わたしがあなたに求めているものを与えることができないのは残念だけど、こういうことを直接言ってくれたのはとてもうれしいことです」。お互いもっと率直になるほうが気持ちがいいと思う。それにどっちにしろ、そういう気持ちは遠まわしに私に伝えていたのだから。このような一連の交流はアルバートにとって有益だったようだ。彼の私に対する感情は、彼の彼女に対する感情と同種のものである。そして、悲惨な結果を招かずそういう感情を表出できたという経験が、非常に役に立ったのである。

18 「今－ここ」の問題を扱う

ここまでは、患者の核心にある問題を、どうやって「今－ここ」で認識するかを考えてきた。では、ひとまずそれができたら、前に進むにはどうしたらいいのだろうか。セラピーのなかで「今－ここ」で得た観察をどう使えばいいのだろうか。

例――前に述べたシーンに戻ろう。掛け金が壊れた網戸、そして毎週それをいじりまわして、ドアを閉められずに、何回も何回も同じように謝る患者。

「ナンシー、あなたがわたしに謝るのが何か不思議なんだけど」と私は言った。「ドアが壊れてることや、わたしがだらしなくそれを直さないでいることが、まるであなたのせいみたいですね」

「確かにそうです。わかってはいるんです。それでもなぜか謝ってしまうんです」

「その理由に心当たりはありますか？」

「たぶん、先生がとても大切で、わたしにとってセラピーも大切だということと、とにかく先生の気にさわることをしたくないということと関係しているのではないかと思います」

「ナンシー、あなたが謝るたびにわたしがどんなふうに感じるかわかりますか？」

「きっと、イライラするのではないかと思います」

私はうなずいた。

「否定はできません。でも、すごく答えが早かったですね。まるでいつものことみたいな感じですね。こういうことが今までにもあったんですか？」

彼女は答えた。

「もう、何回もそういうことを聞いています。正直なところ、このことが夫をイライラさせるんです。こういうことをすると、たくさんの人がイラつくと思うんですけど、でもやめられないんです」

「それでは、見かけ上は謝っていたり、丁寧だったりしながら、最後には人をイラつかせてしまうんですね。それだけでなくて、あなたはそういうことを知っていながらやめられない。たぶん、これはあなたにとって利益があることなんです。どんな利益なんでしょうね？」


この対話とそれに続くセッションは、その後、いくつもの実りある方向に向かい始めた。彼女の怒りに関することはとくにそうだった。彼女はすべての人――夫や両親、子どもたち、そして私――に憤怒を感じていた。細かくて潔癖なので、あの壊れたドアにどれだけ苛立ったかを打ち明けてくれた。そしてドアだけでなく、私の乱雑な机や、高く積み重なった本の山などもだった。彼女はまた、私が彼女とのセラピーを早く進めないことも歯がゆかったと打ち明けた。

例――セラピーに入ってから何ヶ月か、ルイーズは私に対して、私のオフィスの家具に対してひどく批判的だった。家具の配色のまずさ、私の机の全体的なだらしなさ、私の服、私の請求書が略式で不完全なことなどである。彼女は新しいロマンチックな関係をつくりつつあることを私に語っていた。自分のことを説明しているとき、彼女は指摘した。

「こんなこと言うのは気がすすまないのですが、わたしは良くなっていると認めざるを得ません」

「気がすすまないと言われるとショックですね。なぜ、気がすすまないのですか？　あなたには、わたしのことやわたしと一緒にやっているセラピーを肯定的に言うのがむずかしいようですね。そのことで、何かわかることがありますか？」

答えはなく、ルイーズは、黙って頭をふった。

「声に出して考えてごらんなさい、ルイーズ。心に浮かんだことを何でも……」

「あなたがうぬぼれるから、そんなのイヤです」

「続けて」

「あなたが勝って、わたしが負ける」

「勝ち負け？　わたしたちは闘っているんですか？　何をめぐっての闘いでしょうね？　水面下の戦争は？」

「わかりません。わたしの一部がいつもそんな状態で、他人をあざ笑っていて、みんなのあら捜しをして、みんなが自分の糞の山の上に座っているのを見ているんです」

「わたしとのことはどうですか？　あなたがわたしのオフィスに対してどれだけ批判的かを考えているのですが。それから通り道のこともね。あなたはいつも道の泥のことを言うけれど、咲いている花については一言もありませんでしたね」

「それはボーイフレンドとの間にもいつも起こることなんです。彼がプレゼントを持ってくると、必ずラッピングにほとんど気を遣っていないのが目についてしまうんです。先週ケンカしたんですが、彼はパンを焼いてきてくれて、わたしはパンの皮がほんの少し焦げているのをからかったんです」

「あなたはいつもそちら側の声をオンにして、もう片方の声をオフにしておくんですね。もう片方っていうのは彼がパンを焼いてくれたことを感謝する面、わたしを好きで評価している面です。ルイーズ、このやり取りの最初に戻りましょうか。自分が良くなっていると言うのは『気がすすまない』ということでしたね。もしあなたが自分の肯定的な面を解放しなくてはならなくて、『気がすすまない』などと言わずに率直に言うとしたら、どんな感じがするでしょう?」

「鮫が待ち構えている感じ」

「わたしに率直な気持ちを言うだけだったら、どうですか? 何をイメージしますか?」

「唇にキスする感じ」


この後の何回かのセッションで、彼女の他人に近づくことへの恐怖、あまりにたくさんのことを望み過ぎることへの恐怖、満たされないことへの恐怖、飽くことを知らぬ思慕への恐怖、父に対する愛への恐怖、そして、私からあまりにたくさんもらいたがっているのを知られてしまったら私が逃げ出すのではないかという恐怖が、探り出された。以上の寸描に目をとめてほしい。これは私が過去、つまりセラピーの初期に起こった出来事を参考にして描いたものである。「今-ここ」のセラピーは、厳密に過去に遡らないのではない。患者と関わってくるなかで起こったどんな出来事を扱ってもいいからである。サルトルが言っているように、「内省は常に回顧」なのである。

19 「今-ここ」がセラピーを活性化する

「今-ここ」を扱うことは、より抽象的で個人史的なことを扱うより、必ずやもっと刺激的なものである。これはとくに、集団療法の場ではっきりとわかる。たとえば、集団療法の歴史的出来事を考えてみよう。一九四六年に、コネチカット州が後援して職場での人種的緊張を扱うワークショップを開催した。卓越した精神療法家、クルト・レヴィン〔Kurt Lewin, 1890-1947〕の率いる社会心理学者のチームが、参加者から提起された「帰郷」の問題についてのディスカッションに関わることになった。ここでのリーダーや観察者たちが（グループメンバーを除く）毎晩、グループ後のミーティングをして、そこでは話の内容だけでなく、このセッションの「プロセス」も検討された（ここで注意してほしいのだが、「内容」というのは、表現された実際の言葉と内容である。「プロセス」というのは、言葉や内容を語った個々人の関係性の性質である）。

この毎夜のスタッフミーティングのことが知れ渡り、二日後にはメンバーたちがこのスタッフミーティングに自分たちも参加させてほしいと申し出た。かなり迷った末に（これは今までにないことだったので）、この申し出は受けいれられた。そしてグループメンバーたちは、自分たちのことがリーダーや研究者たちによって議論されているのを観察することになったのである。

この記念すべきセッションを活字にした記事がいくつか残っているが、それを読むと「今-ここ」の大切さがよく表われている。全員がそろって、この毎夜のミーティングが衝撃的だったと言っている。メンバーたちは、自分たちのことや自分たちの振る舞いについての議論を聞いて魅了された。けれどすぐに彼らは黙っていられなくなって、こんな発言をさしはさむようになった。

「いや、わたしはそういうことを言いませんでしたよ」

「そういうふうには言わなかったですよ」

「そういう意味ではなかったんですよ」

社会心理学者たちは、自分が教育にとって（もちろんセラピーにも）非常に重要な原理を目の当たりにしているのにすぐ気づいた。すなわち、私たちが自分や自分の行動を一番よく知ることができるのは、相互関係に個人的に関わり、そしてその相互関係を分析し、観察することによってであるということである。


集団療法では、メンバーの「帰郷」をめぐる問題をディスカッションするグループと、「今-ここ」を扱っている（つまり自分たちのプロセスのディスカッション）グループとの差違はまさに明らかである。「今-ここ」のグループは活気づき、メンバーはかみ合ってくる。彼らはもし問われれば（インタビューでもアンケートでも）、プロセスに焦点を合わせることでグループは決まって活気づいてくると指摘するだろう。

メイン州ベセルで数十年にわたって続けられている二週間のグループ実験《ラボ》があるが、ここですぐに全員にはっきり見えてきたことがある。つまり、プロセスグループ——最初は感受性訓練グループ（つまり対人関係の感受性）と呼ばれ、後にはTグループ（トレーニングのT）、もっと後には「エンカウンターグループ」（カール・ロジャーズの用語である）と呼ばれるようになった——のパワーと魅力が大きくて、メンバーの興味と情熱から見ると、この実験《ラボ》が提供する他のグループが急に色褪せてしまったのだ（他のグループとは、たとえば治療グループ、適応志向グループ、問題解決グループである）。実際、「Tグループが実験《ラボ》の他のグループを飲みこんでしまった」とたびたび言われるほどだった。人々は他の人と関係をもちたがり、直接のフィードバックを与えたり、受けたりすることでワクワクし、自分が他人にどう受け取られているのかを知りたがり、自分の飾りをはがして親密になりたがった。

何年も前、私は重症の入院病棟でブリーフセラピーのグループを運営していくために、もっと効果的な形のものを作ろうと試みていた。そのとき、私は米国中の病院に、たくさんのグループを訪ねてまわったが、そのどれもが効果的はでないと感じた。それもみんなまったく同じ理由で。どのグループミーティングも、同じように「順番」制あるいは「登録」制の進め方をしていて、メンバーが順番に「かつて-あそこで」の出来事をディスカッションするのだった。例を挙げると、幻覚体験とか過去の自殺志向とか、自分の入院の理由とかである。その間、他のメンバーは静かに、たいていは興味なさそうに聞いているのである。私は結局、入院集団療法のテキストのなかで、このような重症で混乱した患者のための「今-ここ」のアプローチを考案した。それは、メンバーが関与する度合いをかなり大きくするものだったと私は思っている。

この同じ観察が個人セラピーにも当てはまる。セラピーは、セラピストと患者との関係に焦点を合わせると例外なく活気づく。『日々少しずつ近しくなって』には、患者と私が各々セラピーの時間のまとめを書くという実験が書いてある。私たちがお互いの観察を読み、議論すると例外なく、(つまり、私たちが「今-ここ」に焦点を合わせると必ず)次のセッションが生き生きしてくるのは、本当に印象的だった。

20　自分の感情をデータとして使う

セラピーでの私たちの主な仕事のひとつは、自分の現在の感情に注意を払うことである。それが、貴重なデータなのだ。もしセッション中に退屈したり、イライラしたり、混乱したり、性的に刺激されたり、患者に疎外されたように感じたりしたら、それを貴重な情報と見なしなさい。私はセラピストに個人セラピーを受けなさいと強調しているが、これがその理由である。もしあなたが自分自身を深く知り、自分の盲点の大部分を取り除いていて、そして患者としての良い経験をもっていれば、あなたはその退屈や混乱のどれくらいが自分に起因するもので、どの程度が患者が原因のものか見分けられる。この区別をすることが重要だ。なぜかといえば、もしセラピー時間中の退屈が患者によるものであるとしたら、私たちは彼が他の状況でも他の人を退屈させていると、自信をもって推測することができる。

だから、退屈させられることにがっかりするのではなく、歓迎して、それをセラピーの利点に変える方法を探すのだ。いつからそれが始まったのか？　正確には、患者が何をしているから自分が退屈するのだろうか？

私は自分が退屈だと感じたら、こんなふうに言うだろう。

「マリー、ちょっと言わせてもらっていいですか。今、何分間かだけれど、何だか自分があなたと切り離されてしまったように感じていたことに気がついたんです。何となく遠くなったような……どうしてだかわからないんですが。セッションの始めに、あなたはわたしから望んでいるものをもらっていないという感情を話していたけれど、そのときや前回のセッションには、もっと心から話していましたね。でも、今は違うふうに感じるのです。あなたがわたしと関わっている度合いが、今日はどうなんでしょう？　もしかしたら、あなたもわたしと同じように感じていますか？　何が起こっているか考えてみましょうか」

何年か前、私はマーチンのセラピーをしていた。彼は商売で成功した人で、セラピーの日に商用で旅行をしなくてはならなくて、予約を同じ週の別の日に変えてほしいと頼んできた。かなり無理をしないとこの変更ができないので、今週はやめて、来週のいつもの時間に会いましょうとマーチンに伝えた。しかし、後でこのことを考えたとき、他の患者なら自分は無理をしてでもスケジュールを調整しただろうということに気がついた。

なぜマーチンのためにはそうしなかったのだろう？　それは私にとって、彼のセラピーが待ち遠しいものではなかったからである。彼の心の狭さには、何か私を疲労させるものがあった。彼は絶え間なく私に批判的だった。私のオフィスの家具、駐車スペースがないこと、秘書、料金、そしてセッションの始めにはたいてい、前回のセッションで私がした間違いのことを言うのだった。

マーチンを思うと心が萎えるということは、大きな意味をもっている。彼がセラピーを始めたきっかけは、何回つきあっても女性とうまくいかないということだった。彼は、誰も自分に充分与えてくれなかったと考えていた。つまり、彼女たちはレストランやスーパーで代金を払い、食品を買い、誕生日のプレゼントをくれはするが、彼が与えたものと同等で、充分それに見合う額を払う気のある女性は一人もいないということだった（念のために言っておくが、彼の収入は彼女たちの数倍はあったのだ）。彼らが一緒に旅行するとき、彼は「旅行用財布」に二人で同じ額を入れておいて、旅行中の出費すべて、つまりガソリン代や駐車料金、車の修理、チップ、新聞代までも、その「旅行用財布」から払おうと主張するのだった。そのうえ彼は、ガールフレンドが平等に運転をしなかったとか、旅行計画を一緒に協力して考えなかったとか、地図をきちんと見てくれなかったとかにまで不平を言うのだった。結局のところ、マーチンが寛容でないことや、完全な平等に対する強迫的な執着、容赦ない批判などが、彼とつきあう女性たちを疲弊させてしまうのだった。そして彼は、まったく同じことを私にしているのである！　これは自己達成的予言の好例である。彼は、自分が誰にも構ってもらえないことを非常に恐れていたのだが、彼自身の行動がまさにその恐れていたことを引き起こしているのだ。このプロセスを認識してから、私は彼に批判的に反応するのを（つまり個人攻撃ととるのを）避けることができたし、これは彼が何度となく繰り返しているパターンで、彼は心の底では変わりたいのだと理解できたのである。

21 「今―ここ」のコメントを注意深く言う

「今―ここ」の状況についてコメントするのは、セラピー関係のなかでも独特のものである。人間関係の状況のなかで、相手がたった今した行動に対しコメントが許される場合（奨励される場合はいうまでもなく）はそうあるものではない。それは解放感があるし、爽快ですらある。エンカウンターグループの経験が人の心をつかんで離さないのは、まさにそのためである。しかし、それはまたリスクをも感じさせる。私たちはフィードバックを与えたり、受けたりすることに慣れていないからである。

セラピストは、コメントが患者に親身に感じられるような、受けいれられるような工夫を身につけなくてはならない。前章で言った「退屈」のことを考えてみよう。私は患者に「退屈」という言葉を使うことは避けていた。「退屈」という言葉はいいものを生み出さない。非難されたようなニュアンスがある。そしてたぶん（あるいは必ず）、言葉にするにせよ口には出さないにせよ、「あなたを楽しませるためにお金を払っているわけじゃないわ」というような感情が誘い出されるのだ。

「距離がある」「疎外されているような」「切り離されているよう」というような言葉を使うほうがずっといい。それはあなたのなかの「もっと近づきたい」「もっとつながりたい」「もっと関わりたい」という思いに声を与える。そして、そのほうがクライエントたちは不快に感じにくい。別な言葉で言いなおせば、相手が何をしているかを話すのではなく、あなたが何を感じているかについて話しなさい。

22 「今–ここ」のためにはすべてが使える

「今–ここ」で起こったことは、すべてセラピーのために使える。ときには、その瞬間にコメントするのが一番いいこともある。そうでないときには、その出来事をただ記憶しておいて、後でそこに帰ってくるのがいいこともある。たとえば、もし患者が苦悶して泣いたとする。「今–ここ」の質問は、患者がその出来事に立ち返り、その影響にコメントできるまでしまっておくほうがいい。「トム、ちょっと先週のことに戻りたいんですが、いいですか。何かいつもと違うことがあったのですね。あなたは初めてわたしの前で心から泣いたけれど、わたしを感情的な部分から信頼してくれたのですね。聞かせてほしいのですが、それはあなたにとってどんなことでした？　ここで垣根を取り払った気持ちはどんなふうでしたか？　自分が泣いているところをわたしに見せるのをどう感じましたか？」

思い出してほしい。患者はただ孤立して泣いたり、感情を表わしたりしているわけではない。彼らはあなたの前でそうしているのだ。そして感情表出の理由すべてをつかむことができるのは、「今–ここ」の探求なのである。

ある患者がセッションの間ずっと動揺していたのに、終了のときに、思いがけずハグを求めてきたとする。私は、それが当然なことだと思うときには患者をハグする。しかし同時に必ずある時点で、たいていは次のセッションのときだが、そのハグしたこととそれを求めたことに立ち返る。心に留めておいてほしいのだが、効果的なセラピーとは、さまざまな順序交替で成り立っているものである。何かを喚起すること、そして感情の体験、それに続く分析、そして感情の統合である。感情的な出来事の分析にいつ着手するかは、臨床経験での学びである。苦悩や悲しみ、怒りや愛などの深い感情が出てきたときには、たいていの場合、その感情が静まり、防衛が消えるときまで待つほうがいい（40章の「フィードバック――鉄は冷いうちに打て」を参照してほしい）。

ジェーンは深く混乱し、怒りを抱いているた女性だった。セラピーを開始してから何ヶ月もたち、私たちの信頼関係は彼女の深い絶望を表現できるまでになっていた。私は心を痛め、何度も何度も彼女を元気づけようと試みた。しかし一度もうまくいかなかった。試すたびに噛みつかれるのだ。しかし、彼女は批評を理解するには、あまりに不安定で過敏だったので、私はこの意見を彼女とシェアするまでに何週間も待ったのだ。

すべてが――感情の高ぶりを含むエピソードはとくにだが――セラピーに利用できる。セラピーのなかではたくさんの予期しない出来事や反応が起こるものだ。セラピストたちは怒りのメールや電話を受けたりする。彼らは患者が求めている慰めを与えることができないかもしれない。あるいは全能だと思われるかもしれない。疑問をもたれることがないかもしれないし、逆に楯つかれてばかりいるかもしれない。セラピーの時間に遅れるかもしれないし、請求書を書き間違えるかもしれない。ダブルブッキングをするかもしれない。このような経験のなかには、あまり良い気持ちがしないものもある。しかしその経験に適切に取り組めば、セラピーにとっては役に立つものになるのだと思うと、心強い気がするのだ。

23 「今-ここ」に毎回チェックインする

たとえセラピーがどんなに充実していて問題のないものであっても、私は各セッションごとに「今-ここ」を問う努力をすることにしている。セッションの時間が終る頃になってくると、私は必ずこう言う。「今日、二人でしたことを振り返ってみましょうか」「わたしたちがセラピーでやったことや関わったことをどう感じますか？」「終る前に、二人の間の空間で何が起こったか見てみませんか？」あるいは、私が何か問題を感じたら、こんなふうに言うかもしれない。「終る前に、今日の二人の関係をチェックしてみましょう。あなたはときどきわたしから遠く離れているような感覚がするとおっしゃっていましたね。そして別のときにはとても近いと。今日はどうでしたか？　今日、二人の間にはどのくらいの距離がありましたか？」その答えによっては、関係性の障壁を探ることや、私に対する言葉にしていない感情を探る方向に続けていくかもしれない。

私は、患者との関係で長い歴史を築く前でも、最初のセラピーの時間から、このパターンを使用する。実際、初期のセッションで何らかの規範作りからとりかかるのはとくに大事なことなのだ。まず最初のセッションで、患者がどうして私を選んでセラピーに来たのかを質問してはっきりさせておく。もし彼らが誰かから、友人とか同僚からリファーされてきたのなら、私のことをどんなふうに聞いてきたのか、彼らの期待しているものが何なのか、そして最初のセッションが終って彼らの期待と経験とが一致したかどうかを私は知りたい。私は通常、こういう趣旨のことを言う。「この最初のセッションは、双方向の面接です。わたしはあなたと面接しますが、しかしこれはあなたにとっても、わたしを判断して、わたしとの面接がどんなふうになるか評価する機会でもあるのです」

　これは非常に納得がいく説明なので、患者はたいていうなずく。それから、私はいつもこう続ける。

「これまでで、どんなことを考えました？　ちょっと一緒に見てみませんか」

　私のところにくる患者はたいてい、一冊くらい私の本を読んでくる。そこで、それを質問するのも「今ここ」の一部である。「あの本のどの部分を読んで、ここにこようと思ったのですか。そういう期待に照らし合わせて見ると、実際のわたしはどうですか？　セラピストであって著述家でもあることに興味がありますか？　それについてどんな質問がありますか？」

　何年も前、私が患者たちの物語（『恋の死刑執行人』*Love's Executioner*）を書いてからのことだが、自分のところに新しく相談にくる患者たちは、私の本に書かれてしまうのを警戒していると思いこんでいた。それで私は、患者たちに守秘義務を守ると保証し、まず許可を得なければ本に書かないし、書いても本人とわからないように変えると伝えるようにした。しかしそのうちに、私は患者が気にしているのはまったく別のことなのだと気がついた――概して彼らが関心をもつのは、本に書かれるかどうかではなく、自分が選ばれるほど面白い事例かどうかということなのだった。

24　どんなウソをつきましたか？

セラピーの経過中に、患者はしばしば自分の人生で人を欺いた経験を語ることがある——自分についての情報を隠したり、歪曲したりした出来事である。そのような告白は、「今-ここ」のウサギの耳を使えば、彼らがセラピーの間に自分についてのどんな嘘をついていたのか探るまたとない機会になると思う。セラピーには隠された情報がつきものである。恥ずかしいから、あるいは自分をこんなふうに見てほしいと思っているから、言い出せない情報がある。このような隠しごとについての話し合いは、セラピーのなかでは必ず実りあるディスカッションとなる。セラピーでの患者との関わりの経過を振り返ることになるのもしばしばで、関係性だけでなく、以前にセラピーで出てきていた重要な他のテーマをまた一緒に考え直したり、微調整する良い機会になる。

一般的な「ウサギの耳」のやり方は、セラピーにおけるすべての材料を「今-ここ」の文脈から俯瞰し、そして可能なときにはいつでもそれを、セラピー関係の検討へとハンドルを切る絶好のチャンスにしてしまうのである。

25 真っ白なスクリーン？〜そんなこと忘れて現実の存在に…

セラピスト–患者関係の最初のモデルになったのは、今や時代遅れになっている「真っ白なスクリーン」の概念である。そこではセラピストは中立であり、大体のところでは匿名の存在であり、そこに患者が重大な転位的歪みを投射するという期待があったのだ。分析的考察のための転移（幼児期の両親との関係がそのまま現れてくること）がひとたび把握できれば、セラピストは患者の幼児期をより正確に構築しなおすことができるかもしれないのだった。個性的な人間であることをセラピストが見せてしまうと、この投射が起こるのはもっとむずかしくなるだろう（と思われていた）。

けれど、「真っ白なスクリーン」などはもう忘れなさい！　それは今では効果的なセラピーのモデルなどではないし、今までもそうではなかった。過去をつくりなおすために現在の歪みを使うという考え方は、今や捨て去られたセラピストの古い幻想である。その幻想のなかではセラピストは考古学者で、原初のトラウマを理解するために（そして、何か神秘的なやり方で解消するために）何十年もの塵埃を丹念にはぎとるのだ。それは、現在のセラピスト–患者関係を理解するために過去を理解するという考え方よりはずっといいやり方ではある。しかし、この二つの考え方のどちらにも、精神療法における本当の人間的出会いを犠牲にするだけの価値はない。

フロイト自身、通常「白いスクリーン」モデルに従っていたのだろうか？　たぶんしばしば、いやたいてい、そうではなかったと思う。彼の治療報告を読めばそれがわかる（たとえば、「ヒステリー研究」におけるセラピーの描写などを見てほしい）し、あるいはフロイトの分析を受けた被分析者の記述からそれがわかる。フロイトがとくに鋭い解釈をしたあとで、患者たちに「お祝いの」あるいは「勝利の」煙草を差し出したことを考えてみてほしい。患者が次の話題に移ってしまうのをひきとめて、セッションの歩みを緩め、得るところの多かった洞察の余韻に二人で浸ろうとしたことを思ってほしい。精神科医のロイ・グリンカーが、フロイトとの分析の間に起こったことを私に教えてくれた。分析中、フロイトの犬はいつも同室しているのだが、セッションの最中にドアのほうに歩いていった。フロイトは立ちあがって、犬を外に出した。数分後に、犬はもう一度部屋に入りたいとドアをひっかいた。フロイトは立ちあがり、ドアを開け、こう言ったのだ。「ね、彼はこういう治療的抵抗のガラクタを聞いているのがいやだったんですよ。で、今、あなたに再びチャンスを与えようと戻ってきたわけです」

初期の「ヒステリー研究」の症例では、フロイトは患者の人生に、大胆に個人的に入りこんでいる。彼らに強く忠告したり、彼らのためにその家族に介入したり、患者が他の場にいるのを見るためにやりくりして社交的集まりに出席したり、指示して彼らの死んだ兄弟の墓に行かせてそこで瞑想をさせたりした。

初期の「白いスクリーン」モデルは、一九五〇年代に思いがけない方向から梃《てこ》入れされた。カール・ロジャーズの非指示的療法は、セラピストの指示を最小限にするように、患者の最後のフレーズをオウム返しにして、介入を制限するようにとセラピストに教えたのだった。しかしロジャーズがセラピストとして成熟していくにつれ、彼はすぐにこのような関わり合わないスタンス、最後のフレーズを使う面接技法を捨て去り、もっとずっと人間的な相互作用のあるスタイルを支持するようになる。にもかかわらず、彼が死ぬまでの間ずっと、その非指示的療法についての揶揄や、パロディや、誤解はついてまわった。

集団療法の場においては、グループメンバーがこれから真似して行動できるような手本を実際にやってみせるのが、集団療法家の役割のひとつなのはきわめてはっきりしている。劇的さは欠けるが、個人療法でも同じなのだ。精神療法の効果を語る著述では、セラピストが開示することが患者の開示を招くという見方の裏付けがたくさん見られる。

私はセラピストの透明性にずっと魅力を感じていて、いろいろ違う形式でセラピストの自己開示の実験をしてきた。たぶん、こういう興味は私の集団療法の経験に端を発していると思う。集団療法では、セラピストが透明であることがとくに大切なのである。集団療法家はとりわけ複雑な役割を担っている。なぜかといえば、ただ各々の参加者のために参加するだけでなく、それを包含する社会システム——小さなグループ——を創造し、維持する役割も担わなくてはならない。そのために彼らは、このなかで規範ができていくことに注意を払わなくてはならない——とくに自己開示という規範は、小グループの経験が成功するには必須のものなのである。行動の規範を作るには、セラピストが行動のモデルになる以上に強力な方法はない。

私がしたセラピストの自己開示の実験は、学生たちによる治療グループの観察に端を発したものが多い。精神療法のトレーニングプログラムで、学生たちが個人精神療法のセッションを観察する機会を設けているものはほとんどない。観察されるセラピストたちが、個人療法のプロセスにはプライバシーと親密さが不可欠だと主張するからである。けれど、たいていの集団療法のトレーニングプログラムでは、それがビデオであれマジックミラーであれ、集団を観察できる機会を設けている。集団療法家はもちろん、観察していいかメンバーに許可を得なくてはならない。そして集団のメンバーたちは、大体は許可するだろうが、それでも不承不承である。典型的には、メンバーたちは観察者を不愉快に思い、たいてい「実験台」になったような気がすると言う。セラピストがまず忠誠を尽くすのはグループメンバーに対してなのかそれとも見学の学生に対してなのかと疑問をもつし、見学者（リーダーも）がグループを終えたあとに彼らについてどんなコメントをするのかに興味津々である。

このような集団観察の不利な点を取り除くために、私は集団のメンバーと学生たちに、各々の集団ディスカッションの後に部屋を交換してくれないかと頼んだ。メンバーたちは観察室に移り、学生と私とがグループについてディスカッションしているのを観察するわけである。次のミーティングでは、メンバーたちは集団療法後のミーティングを観察したことに強い印象を受けていた。それで私はこの形式を変更し、メンバーを会議室に呼んでディスカッションを観察したり、学生の観察に対応するようにした。集団のメンバーたちはすぐに学生たちにフィードバックを与えるようになり、それも学生の観察の内容だけでなく、彼らのプロセスについてのフィードバックもするようになった。たとえば、彼らがリーダーに対して丁寧過ぎることとか、あるいはセラピーグループよりも警戒心が強いとか、堅苦しいとか、緊張しているとかである。

私は重症入院病棟の毎日のグループで、まったく同じようなモデルを使ってみた。私はグループミーティングを三つのパートに分けた。⑴一時間の患者の会合、⑵一〇分間の「金魚鉢セッション」(リーダーと観察者が中の輪に座り、外側に座って観察しているグループメンバーに取り囲まれながら、グループを再現するのである)、そして⑶最後の一〇分のセッションで、大きい輪になってメンバーが観察者のコメントに反応するのである。終了後の調査の結果は、グループのほとんどのメンバーが、このミーティングの一番ためになる部分は最後の二〇分間だったと答えている。

個人が透明性を保つ別のやり方としては、私が外来のグループ・ミーティングの詳細でかつ印象も交えたまとめを必ず毎回書き、それを次のミーティングまでにメンバーに送るのである。この技法は一九七〇年代にその起源があるが、その頃私はアルコール依存症患者のグループの指導を始めていた。その時代のアルコール依存症の力動的集団療法は、すべて評判が良くなかった。そしてほとんどのアルコール依存症のカウンセラーたちは、アルコールの集団治療はAAの手にまかせておけば一番いいと思いこんでいた。私はもう一度挑戦してみようと決意していて、集中的な「今-ここ」的やり方を使用して、焦点をアルコール依存から、彼らの根底にあって飲酒の衝動に火をつける対人関係の問題に移そうとしたのだ(このメンバー全員は、AAあるいは彼らの飲酒をコントロールする他のプログラムに出席することが義務づけられていた)。

「今―ここ」を焦点にすることが、グループに刺激を与えた。ミーティングは緊迫し、突っ込んだ内容になった。しかし不運にも強烈すぎた! メンバーにとってはあまりに大きな不安がかき立てられた。メンバーたちは、たいていのアルコール依存の人たちがそうなのだが、不安を耐えたり抑えたりするのがむずかしく、他の方法でなく行動化することで表わしてしまう。彼らは、そのミーティングのあとすぐに飲酒したくなり、そしてこんなことを口にしてはばからなかった。「もしこの前のようなミーティングで座っていなくてはならないのなら、帰宅途中でバーに寄ったほうがましだ」

「今―ここ」のミーティングは的確で、メンバーたちに役立つ豊かな事柄を扱えるように見えたので、セッションのなかの脅威や不安を減らすやり方をいくつか工夫してみた。私は一連の技法を使用した。

まず、ミーティングのたびに「今―ここ」の方針を黒板に書いた。下のような項目も入っていた。

ジョンとメアリーが、お互いの差違を知りながらそれでもお互いを脅威と感じることなく、傷つけることもないやり方で関わり合うことができるために。

ポールがグループの時間を自分のことを語るのに使いたいと要求できるよう援助するために。

二つめに、ミーティングの特定の部分を選んでビデオで再現した。

三つめに、それぞれのミーティングのあとに、その週のまとめを書き取り、彼らに発送した。それはただの会話の内容だけではなく、自己開示的なものだった。私はグループでの自分の経験を書いた。私が謎だと思ったことや、自分のグループへの貢献が確信できたときにはその喜び、自分がミスをしたときにはその後悔、私が見落とした点、私がおろそかにしたと思うメンバーのことなどである。

上記の試みのなかで、他の何よりも毎週のまとめが効果的だった。そしてそれ以来、私は週に一回の自分のグループでは、次のミーティングの前までにメンバーたちに詳しいまとめを郵送することを習慣にした（もし副リーダーがいる場合だったら、責任をもってまとめを作る役目は交代でやった）。このまとめは、たくさんの、そしてさまざまな利点をもっていた。たとえば、前回のテーマに立ち戻ることで、グループの継続性を増した。しかし、私がここでこのことを引き出してきたのは、これがセラピストの自己開示の手段を提供したからである。

私が数年間実施していた「複合セラピー」は、また別の、自己開示を基本とした教育の進め方だった。それは、二人のインストラクターと五人の学生たち（精神療法の研修生）が一人の患者を六セッション連続して面接するのである。しかし、ただ患者に焦点を合わせるのではなく、私たちは自分たちのグループプロセスを検討することに焦点を合わせるのである。学生がどういうふうに質問するのか、彼らの間の関係と教職員のリーダーたちとの関係、グループ内の競争心や共感の程度などである。明らかに現代のヘルスケアに関する財政的引き締めを考えると、「複合的セラピー」は財政的には何の未来もない。しかし、教育のための手段と考えると、それはセラピストの個人的自己開示にとっていくつかの効果があることを実際に証明している。それは患者にとっては良いモデルとなり、彼ら自身の自己開示を促進する。セラピーのプロセスを促進するし、セラピスト自身がグループ内で個人的に進んでセラピープロセスに関わることで、セラピストがこのグループを重んじていることが伝わる。

私とギニーという名の患者が、セッションのたびに私たちの印象を記したまとめを交換した実験を思い起してほしい。このやり方は、またセラピストの透明性に対する挑戦的な実験だった。患者は私を理想化し、高い台座の上に置き、私と彼女とが本当の意味で出会うことは不可能な状態だった。それで私のノートに、私は慎重に自分の非常に人間的な感情や経験を開示し始めた。自分のフラストレーション、自分のイライラ、不眠、虚栄心などである。この実験は、私の精神療法の経験のなかで比較的早期のものだったが、これによってセラピーが促進し、その後に続く自分の精神療法の仕事で、大いに自分を解放できるようになった。

セラピストの透明性についての大胆な実験で、私がずっとひきつけられていたのはシャーンドル・フェレンツィが行ったものだった。彼はハンガリーの精神分析家で、フロイトの内輪の分析サークルのメンバーであり、そしてたぶん、フロイトの職業的、個人的な部分でも一番近い親友だったと言われている。フロイトは、精神分析を文化の理解に適用しようという純理論的問題を追求するほうに傾いており、根本的にはセラピーに悲観的で、セラピーの技法を向上させるべく方法の応用研究をすることはほとんどなかった。そのような内輪の分析家たちのなかで、シャーンドル・フェレンツィは執拗かつ大胆に技法の革新を探っていた。

彼が「診療日記」のなかで書いている一九三二年の透明性の実験が、彼にとっては最も大胆なものだった。そこで彼は「相互分析」というものを行って、セラピストの自己開示を極限まで推し進めた。これは、彼と彼の一人の患者（女性の精神療法家で、しばらくの間彼の分析を受けていた）が交互に時間をとって分析しあうというものだった。

結局のところ、フェレンツィは失望してこの実験を放棄したのだが、それには二つの大きな理由があった。⑴守秘性――本気で自由連想をし始めると、彼のほかの患者についてのかつての思いを何でもシェアする必要が出てくるという問題。⑵料金――フェレンツィは料金について思い悩んだ。誰が誰に払うべきなのか？

彼の患者は、フェレンツィの失望を共有しなかった。彼女はこの過程がセラピーを促進すると感じ、そして彼が続けるのをいやがったのは、彼女を恋していることがわかってしまうのを恐れたのだと考えた。フェレンツィは反対の見解だった。「違う《ノー》、違う《ノー》、違う《ノー》」と彼は述べている。本当の理由は、彼が彼女を毛嫌いしていることを言うのが嫌だったからなのである。

自己開示の試みについてのフェレンツィのマイナスの見解は、独断的で非常に時代遅れに見える。私の小説に『寝椅子のうえで』*Lying on the Couch* というのがあるが、それは彼の実験を最近のセラピーで再演する試みである。主人公は精神療法家で、この小説のなかでは、虚偽を言う患者に対して完全に透明であろうと決心する。この小説を書いた主な動機は、たとえ最悪の状況でも——つまり計画的なニセ患者と臨床で出会ったときでも、セラピストの誠意は究極的には救済になることを主張するためだった。

26 セラピストの三種類の自己開示

患者から見てセラピストが不透明で隠れた存在でいるのは、非生産的である。セラピストが自分を開示していい理由はいくらでもあるが、隠していい理由は一つもない。しかし、私がこれを言い始めると、セラピストたちは何かある種の不快感をもつように見える。その不快感は、一部には「自己開示」という言葉の不正確さが原因である。セラピストの自己開示というと、何かひとつの実体と思うが、それはいろいろな行動の寄せ集めである。そのうちのいくつかはとてつもなくセラピーを促進し、いくつかは問題が多く、非生産的になる可能性がある。セラピストの自己開示における三つの領域を言えば、明確になるかもしれない。

(1)セラピーのメカニズム
(2)「今-ここ」の感情
(3)セラピストの個人的生活

それでは、それぞれを順番に見ていこう。

27 セラピーのメカニズム〜透明に

ドストエフスキーの『カラマーゾフの兄弟』の大審問官は、人間がいつも「魔術と神秘と権威」とを求めてきたと明言した。歴史を通じてヒーラーたちはこれを知っていたので、彼らのヒーリングの実際を秘密のベールで蔽った。シャーマンのトレーニングや実践は、つねに神秘のベールに覆われている。一方、西欧の治療者たちは何世紀もの間、畏怖を起こさせ、プラシーボ効果を引き出すように仕組まれた装いを使っていた。白衣、高等な修了証を貼りつけた壁、ラテン語で書いた処方箋などである。

私はこの本を通じて、治癒のプロセスについて正反対の見方を呈示する。患者と真実の関係を築き上げるには、まさにその性質上、魔術、神秘、権威という三つの柱の力を使わないことが要求されるのだ。精神療法は、本来的に力のいる仕事なので、プロセスと治療の理論的根拠を全部開示することで大いに利するところがある。ある精神療法の調査の説得力ある文章では、セラピストは新しい患者に精神療法に関する情報を与えて、注意深く準備をすべきだと証明されている。精神療法の基本的な前提と理論的根拠、患者が自分の進歩を最大限にするためには何ができるかということが、上に言う精神療法に関する情報である。

患者は、すでにセラピーを受けなくてはならないほど不安を背負っている。その彼らを、二次的な不安を生む可能性のあるプロセスに突き落とすのはほとんど意味がない。二次的な不安とは、この場でどう振る舞い、関わったら適切なのかというガイドラインもなしに、不明瞭な社会的立場に置かれることからくる不安である。そのため、精神療法のプロセスに備えて、患者に系統的に準備してもらうほうが賢明である。

新しい患者が準備をして臨むことは、集団療法においてとくに効果的である。なぜかといえば、集団の場で相互関係をもつことは、本質的に違和感があり怖いものだからだ。とくに、以前に集団の経験をしたことがない新しいグループメンバーは、小集団の力――つまり集団の圧力、親密さの度合い、全体的な熱心さ――を感じて不安になる。不安を解放する構造を準備しておくことや、手続きのためのガイドラインをはっきりさせておくことは、集団療法においては必要不可欠なものである。

個人精神療法においても、準備は必要不可欠である。個々人は、密度の濃い人間関係を経験したことはあるようでも、全面的に信頼し、何もかも明かしていっさい包み隠さず、相手に対する感情の微妙な意味をすべて検証し、そして価値判断なく受容されることが必要な人間関係に身を置いたことはおよそありそうにない。私は最初の面接で、大事な基本ルールをすべて採り上げて説明する。そのルールとは、守秘義務のこと、すべてを開示する必要があること、夢の重要性、忍耐する必要などである。「今-ここ」に焦点を合わせるのは、患者にとってあまりなじみのないことかもしれないので、私はその論理的根拠を話す。もし新しい患者が人間関係で問題があると言ったら（人間関係はどの患者にも大切なことだが）、たとえば、私はこんなふうに言う。

たしかにあなたと他の人との関係の問題は、わたしたちが取り組まなければならない課題のひとつです。ただ、あなたにとって、人間関係がどんなふうに問題なのか、正確に理解するのはわたしにはむずかしい。わたしはあなたの人生のなかの「他の人」を、あなたの目からしか知ることができないからです。あなたの描写は、意図的でなくても、時には偏見が入るかもしれません。それで、一番正確な情報となる人間関係に焦点を合わせると、もっと役に立つと思います。それは、あなたとわたしの関係です。そのためたぶん、わたしとあなたとの間に起こっていることを、頻繁にあなたに尋ねることになると思います。

私はセラピーのメカニズムを、手短に全部開示しているのである。

28 「今―ここ」の感情を明らかに～慎重に

患者との真の関係を築くには、たった今のあなたの感情を患者に開示することが大切である。しかし「今―ここ」の自己開示は、無差別であってはならない。透明性は、それ自体が目的ではない。すべてのコメントはこのテストを通過しなくてはならない。「患者のために、この開示は最善なのか？」私はこの本のなかで、あなたの一番貴重なデータの源はあなた自身の感情だと強調していくことになるだろう。一時間の間に、患者が遠くに感じられるとか、遠慮がちだとか、うわついている、冷笑的、こわがっている、挑戦的、子どもっぽい、あるいは、人が人に対して示す無数の態度のうちの何かを示していると感じたら、それがデータである。貴重なデータで、あなたはその情報をセラピーに有利に使う方法を考えなくてはならない。これまで私が例示した、患者に締め出された感じのときとか、近づいてもっと巻きこまれているようなとき、ティッシュの箱を動かすたびに繰り返されるお詫びの言葉にいらだつときのように使うのである。

臨床風景

ある患者は、いつも彼の生活のなかで起こった問題のことを話したが、その後どうなったかはほとんど話してくれなかった。私はたびたび締め出されたように感じ、興味をそそられてもいた。何が起こったんだろう？　たとえば、彼が賃上げを要求して上司と向かい合ったときには？　友人が金を貸してくれと言ったのを断ったとき、友人はどんな反応をしたのだろうか？　元ガールフレンドのルームメートをデートに誘う計画をしていたけれど、それはやり遂げたのだろうか？　たぶん、私の好奇心のいくぶんかは覗き見的で、その話の結末を知りたいという欲求から出ているのだと思う。しかし私は、この自分の反応が患者に関しての大切な情報を含んでいるとも感じている。彼は、一度も私の立場に立って考えたことはないのだろうか？　私が彼の生活にまったく関心をもっていないと思っているのだろうか？　私には彼のことなど重要でないと感じているのかもしれない。あるいは、私のことを好奇心や欲望をもたない機械のような存在と考えているのかもしれない。

最終的に、私はこのような感情（そして憶測）のすべてを話題に出した。その私の自己開示が、彼のこんな傾向を明らかにすることになったのだ。つまり、彼は私に現実の人間でいてほしくなかったのだ。私の欠点を見つけてしまうと、結果的に私への信頼感を失うからである。

臨床風景

ある患者は、自分の私的行いにも仕事上の行いにもとにかく無差別に不合理や羞恥を感じていた。私たちの「今-ここで」のセラピーの場でも、私との間で真剣でない態度をとったと自分を責めるという形で、彼の漠然とした罪悪感がしばしば出てきた。自分は頭が良くて知的だという印象を与えようとした、そういう自分のやり方を嫌悪した。たとえば語学が好きで、英語は彼にとって母語の次にくる言葉だったが、そのニュアンスをマスターするのが楽しみで、辞書でむずかしい単語を探しては次のセッションで使おうとしたと告白した。私は彼の自己処罰に当惑を覚えた。一瞬、自分でも彼の罪悪感と自己批判のエネルギーが感じとれた。私も共犯者だったからだ。私は彼の言葉の遊びがいつもとてもうれしかったし、その行動を奨励したのだった。私はそのことを彼とシェアし、私と彼の二人のことを論じて、こんなふうに大声を出した。「でも、わたしはそれは認められませんね。いったい全体、どこが悪かったって言うんです？　二人でセラピーはちゃんとすすめているし、一緒に知的遊戯を楽しんでどこがいけないんです？」

才能あるセラピスト（ピーター・ローマス）は、ある患者との次のようなやりとりを記録している。その患者は、内気で絶望的な口調で自分の孤独について語るという、いつもの調子でセッションを始めた。

セラピスト　あなたは、わたしも孤独かもしれないとは思いませんか？　この部屋であなたと二人で座っているのに、あなたはわたしから身を引き心を閉じている。あなたは、わたしがこういう状況はいやだと思っていて、もっとあなたのことを知りたがっているとは思いませんか？

患者　いいえ、先生がなぜ？　そんなこと信じられません。先生は、自足しています。先生はわたしを必要としていない。

セラピスト　なぜ、わたしは自己充足してると思うのですか？　何でわたしとあなたは違わなきゃいけないんです？　わたしだってあなたと同じように、他人を必要としているんです。そしてあなたが、わたしと距離を置くのをやめてほしいのです。

患者　わたしが先生に何を与えられるんですか？　想像もできません。わたしはほんとうに無価値なんです。人生で何ひとつしてきませんでした。

セラピスト　でも結局、人が誰かを好きになるのはその人がしてきたことのせいだけでなく、その人がどういう人かにもよる。そうでしょ？

患者　そうですね。そのとおりだと思います。

セラピスト　それならどうして、あなたがどんな人間かで他の人たちがあなたを好きになることだってあるって信じられないんですか？

この相互関係が、二人の間にあった深い溝を劇的に埋めたと、このセラピストは報告している。その患者はセッションが終るときに、「厳しい世界ですね」と言った。けれど、そのコメントは「可哀相で不幸な私」という意味合いで言われたのではなかった。それは、「あなたにとってもわたしにとってもこの世界は厳しい……あなたにも私にも、それからそこにいるすべての人にとっても、そうじゃありません？」という意味合いで言われたのだった。

29 セラピストの個人的生活を開示する～気をつけて

ここまでの二つの領域での開示――セラピーのメカニズムと「今―ここ」（適切に表現されたもの）――は、わかりやすくてまったく問題ないと思われる。しかし第三のタイプ、セラピストの個人的生活の開示には、かなり議論が沸騰するだろう。

もしセラピストの開示度を示すスペクトルがあったら、私は疑いなく、高いほうの一番端に位置するだろう。しかし、開示しすぎてしまったという経験はない。逆に、私が自分の一側面を他の人とシェアしたとき、セラピーはいつも前に進む。

何年も前のことだが、私の母が亡くなった。私は飛行機でワシントンへ行き、母の葬儀に参列して、姉と過ごす時間をもった。そのとき私は、外来患者のグループを指導していた。私と一緒にグループを指導していたのは、若い精神科の研修生だったが、どうしてよいかわからず、ただグループメンバーに、私が家族の葬式のために出席できないと告げたのだった。そのグループミーティングは、研究と教材用にビデオ録画されていた。そして一週間後に私が帰ってから、私はビデオでそのミーティングを見た。それは生産的で、非常に活気に溢れたセッションだった。

次のミーティングですべきことは何か？　グループのプロセスにとっては、母の死を隠すのは疑いなく有害だと思ったので、私はまったく透明になり、グループの人たちが求めるものをすべて提供しようと決意した。もしグループが何か大きな事をあえて避けて通るならば、他のことも効果的に扱うことができないのは自明である。
私はミーティングの最初に、母の死を告げ、どんな質問にも答えた。死の詳しい情報と葬式のことを尋ねた人がいた。私がそれにどう対処したか尋ねた人もいた。母や姉と私との関係を尋ねた人もいた。私は全部率直に答えた。そしてたとえば、私と母との厄介な関係のことと、私が選んでカリフォルニアに住むようになった理由の一端は、母との間に三〇〇〇マイル距離を置くためだったとも話した。いろいろな意味で、母はドラゴンだった。しかし老いるにつれ牙をなくし、最後の数年間には私たちの関係はもっと近いものになり、自分が従順な息子になったということなども皆に話した。最後にグループメンバーが、このミーティングで私に何かしてあげられないかと尋ねた。私は、今まで友人や家族と休む間もなく集中的に母の死のことを語り合って処理してきたので、その必要はないと思うと答えた。そして私は、今自分にはグループを効果的に進めるエネルギーがあるからと言って締めくくり、すぐに皆はグループ本来のやるべきことに戻って、非常に実りの多いミーティングをもった。

何年も後に、私はグループプロセスの教材として、このミーティングのビデオテープを使用した。そこで確信したのだが、私の自己開示はこのグループに潜在する障害を取り除いただけでなく、この自己開示のモデルがグループを解放するような出来事となっていたのだった。

もうひとつの例は、私が「グリーフ・セラピーの七つの上級レッスン」(『ママと人生の意味』より)のなかで描いたもので、同じような出来事を扱っている。親族を亡くした患者とのセッションの少し前、私は義兄の死を知らせる電話を受けた。その患者は危機的な状況にある外科医だったが(彼女は夫と父の死に遭ってい た)、私は空港に発つ前に時間もあったので、予約はそのままにすることにした。そのセッションを始めるにあたって、私は訃報のことを話し、それでも彼女との約束を守ることにしたと言った。

すると、彼女は怒りを爆発させた。そして、私が自分の悲しみと彼女の悲しみとを比較しようとしたと私を責め、「だったらわたしにも言わせて」と付け加えた。「わたしが患者のために手術室に行けるんなら、そりゃあ先生だって絶対、わたしに会いに出てこられるでしょうよ」。この出来事はセラピーにとって、とても効果的なものとなった。私の開示が、彼女の悲嘆のなかにある怒りをあらわにすることになり、それが私たちのセラピーの新しい豊かな時期の始まりとなったのである。

かなり前の話だが、私の同僚が、子どもを癌で亡くした患者のセラピーをしていた。長い間続いたそのセラピーは、患者の力にはなったが、あまり成功しなかった。私の同僚自身も二〇年前に幼い子を亡くしていたのだが、それを患者とはシェアしないことにしていたのだ。何年も後に、患者は彼とコンタクトをとり、二人はセラピーを再開した。セラピストは、まだ自身の喪失感に取り憑かれていて、何年もかけて子どもの死についての長い文章を書いていたのだが、今回は患者にその記事を見せることにした。自己開示は、そのセラピストにとってはまったく新しい経験だったが、セラピーの仕事をうまく進めるのには非常に役に立つものとなったのだ。

患者が、私が結婚しているかとか、子どもがいるかとか、この映画が好きか、あの本を読んだかとか、会合や社交行事で気恥ずかしい思いをするかなどを知りたがったら、私はいつも率直に答える。いけないだろうか？　だから何だというのだろう？　そんなに不透明に自分を隠していながら、他の人と真摯に出会うことができるのだろうか？

もう一度だけ、私のオフィスに来るときの目印が、隣のファストフードのタコスの売店ではなく高級レストランだったと、私を批判した人の話に戻ろう。私はあけすけに答えることにした。「そうですね、ボブ、あなたは正しいと思いますよ。フレスカのところを右に曲がると言わないで、タコスの売店についたら右に曲がると言うこともできましたね。なぜそちらを選んだのでしょう？　きっと、わたしがより洗練されたレストランになじんでいるからです。『タコスの売店で曲がって』と言うのは、何かいやだったんでしょう」。もう一度言うが、ここにリスクがあるだろうか？　私はただ、彼がすでに知っていることを認めただけである。そして、私がそうやって認めてしまい、それがもう問題にならないようになって初めて、私たちは彼の「私に恥をかかせたい」という欲求を探っていく仕事にとりかかれるのだ。

このように、セラピストの自己開示が、患者の個人的な問いのプロセスを探求していくことと置き換わってしまうことはない。両方やりなさい！　セラピストのなかには、質問に答えるときにひとこと釘をさす人もいる。「それには喜んでお答えするけれど、まず、どうしてあなたがその質問をしたのか、できるだけ知りたいと思うのですが」。私もこういうアプローチを使うことがある。しかし、なんであれ特定の順序（まずあなたが答えて、そしたら私が答えるから）に固執することに何か特別なメリットがあるとは思えない。もしこれが新しい患者だったら、私はたいてい単純に自己開示のモデルを示し、そしてこの出来事を心のなかにしまっておいて、後でそこに帰ってくるのだ。

もし、患者が質問をするのが異例のことだったら、その質問したという行動をセラピーの役に立てるべく、忘れずに後でそれに戻ってくることだ。どのタイミングかは、熟慮しなくてはならない。たいていセラピストは、そのやりとりが終るまで待つかもしれない。あるいは、次のセッションまで待つこともあるだろう。そしてこの印象を指摘するのだ。「先週、何かいつもと違ったことがあったようなのですが、あなたはわたしに個人的な質問をなさいましたね。そこに戻っていいですか？　あのやりとりはあなたにとってどんな感じでした？　わたしに違うアプローチの仕方をした理由は何ですか？　わたしの回答をどう思いました？」

30　あなたの個人的生活を開示する〜警告

セラピストが個人的な生活を開示することに抱く一番根深い恐怖は、そうするときりがなくなるのではないかということである。ひとたびドアを開くと、患者はもっともっとと要求し、最後には自分の奥底にある、一番恥ずかしい秘密まで質問攻めにされるだろうという恐怖である。それは底なしの恐怖である。しかし私の経験によれば、患者の圧倒的多数は、次のような私の提案を受けいれる。これ以上、気まずい自己開示を無理強いしないで、セラピーの仕事に専念しようという提案である。ちょうど、私の母の死を知ったグループがそうしたように。

しかし、やはり警告しなくてはならない。患者は守秘義務に守られているが、セラピストは守られていない。それを忘れないように。患者に守秘義務を守ってくださいとお願いすることができないばかりか、その患者が将来他のセラピストにかかったときに、そこで何を話すのも自由だと感じると思うからである。もし、どうしても誰もが知るようになってほしくないと思う情報であるならば、それをセラピーの場ではシェアしないことである。セラピストたちはたいてい、どんな個人情報も患者に言わないように、もっとずっと慎重に気を遣っている。その個人情報が文脈を離れて誤解され、恥ずかしいものとして扱われるかもしれないからである。

しかし、このような心配があなたの仕事を制限しないようにしたほうがいい。あなたがあまりに用心深くて、自分を守りすぎるために、能力を発揮できないというようなことがないように。患者が次のセラピストにあなたのことを歪めて伝えるのは、防ぎようがないことなのだから。今後、患者が以前のセラピストのとんでもない行為を言いたてるのを聞くことがあったら、以下のことを心に入れておきなさい。前のセラピストが無能で違法行為をしたのだと、頭から決めつけてはいけない。話を聞き、共感し、待つのが一番である。患者はたいていの場合、そのセラピストがどうしてそういう行動をとったかの文脈を話すはめになり、セラピストのしたことにまた別の光を投げかけることになるのである。

私は一度、自分の患者の奥さんを同僚にリファーしたことがある。その同僚は私の親友だった。しかし二ヶ月後、その患者は私に別のセラピストを紹介してくれないかと言ってきた。私の同僚がまずいことをしたというのである。彼が奥さんの匂いを嗅ぎ、しつこく彼女の匂いのことをコメントしたというのだ。患者の匂いを嗅ぐ？　非常に奇妙な気がしたので、私は同僚のことが心配になって、できるだけ気を遣いながら、彼にその出来事について尋ねてみた。彼は、その患者とは匂いをめぐって困ったことがあったと言った。彼女が普段つけている香水の匂いは、心地よいものではあったが、非常に強く立ちこめるので、他の患者たちが面接を別の日に変えるか、別のオフィスにしてほしいと苦情を言ってきたのだ。

セラピーを守るために、苦渋の選択を迫られる場合もある。ある同僚が、こんな出来事を話してくれたことがある。長い間受け持っている患者が、ある日、非常に落ちこんでセラピーにやってきた。彼女の友だちが、そのセラピストと情事をしたことがあると言っているのだという。そのセラピストはどう答えるべきだろう？

同僚のそのセラピストは、誠実さに賭け、あえてこの困難に立ち向かった。彼はその患者に、自分は確かに彼女の友人と関係をもったことがある。それは二〇年あまり前の週末の会議の際の情事だったが、彼女とはその後一度も連絡し合ったことがないと言った。彼の開示は、患者にとってはかなりの衝撃だったが、そのためにその後のセラピーは活気づいた。彼とその患者の会話は、それまで話したことのない問題に突入していった。それは、たとえばその女性がセラピストの他の患者を嫌悪していること、他の患者を、彼の関心を奪い合う競争相手と見なしていること、彼女は今までの人生でずっと選ばれたことがないと思っていること、自分に女性としての魅力がないと思っていることなどだった。

もうひとつ別の例――私がスーパーバイズしているセラピストの話で、彼はゲイだけれどカミングアウトはしていなかった。彼が話してくれたのは、セラピーが始まって一ヶ月もたたない頃持ちあがった頭の痛い問題だった。彼のゲイの患者の一人が、ゲイの人がよく使うジムでトレーニングしている彼を見かけ、セラピーのとき直接、彼の性的指向を尋ねてきたのだった。彼は非常に不愉快になり、なぜそんな質問をするのかと問い返して、その質問から逃げてしまった。その患者が次のセッションをキャンセルし、二度とセラピーにこなかったのは、意外でも何でもない。非常に大きくて隠すことのできない秘密は、セラピーのプロセスにとって好ましくない。私の知っているゲイのセラピストで熟練した人たちは、ゲイの患者には自分の性的指向をオープンにしている。そして、セラピーにとって重要ならば、ストレートの患者にも進んでそれをオープンにするのである。

31　セラピストの透明性と普遍性

集団療法における治療的原動力は、普遍性である。ほとんどの患者は、こんなに惨めなのは自分だけだと感じてセラピーを受け始める。みんな、おぞましい、禁じられた、タブー視される、サディスティックな、自分本位の、性的にねじれた考えやファンタジーをもっているのは自分だけだと思いこんでいる。同じような考えを他のメンバーたちが開示することは、素晴らしく安心感を与えてくれて、「ようこそ、人間の仲間に」という経験をさせてくれるのだ。

個人セラピーでは、患者たちはセラピストも同じように経験する感情を数多く開示し、セラピーのなかでは、そういう感情を分かち合える時間も空間もある。たとえばもし一人の患者が、年老いた親を訪ねると、二時間ほどで必ずむずむずして我慢できなくなることに罪悪感を感じるといえば、私は自分も母を訪ねるとき、母と一緒にいられるのは三時間が限度だったことをシェアするかもしれない。あるいは、もし患者が二〇時間もセラピーを受けたのにちっとも良くなった気がしないとがっかりしていたら、二〇時間なんて、私がいくつもの流派のセラピーで何百時間も治療を受けたことを考えたら、まだまだほんの一瞬でしかないとためらわずに口にする。あるいは、患者が転移感情の激しさにとまどっていたら、私もセラピーを受けたとき、同じような感情を経験したことを伝えるのだ。

32 患者はあなたの自己開示に抵抗するだろう

前に、セラピストの自己開示が患者の興味をそそり、もっと開示してほしいと要求をエスカレートさせたりすることはないと述べたが、これだけでは実は言葉が足りない。それとまったく正反対のことが実にしばしば起こる。つまり患者たちが、セラピストの個人的生活についてもうそれ以上知りたくないとはっきり言うのである。

魔法や神秘や権威を期待する人は、セラピストの衣装の下まで見たがらない。自分を救ってくれる全知全能の存在がいると考えるほうが癒されるのである。セラピストは帰り道を知っている。つまり苦痛から抜け出すはっきりした確実な道を知っているという気楽な信念を、「オズの魔法使い」の比喩を使って語った患者は一人だけではなかった。彼らはカーテンの後ろを覗いて、途方に暮れ混乱した偽の魔法使いを見たいとは思わないのだ。ある患者は、私を「魔法使い化」するか「人間化」するかの間で揺れ動いていたが、この「ドロシー、降参する」という詩でオズのジレンマを描いた。

私の飛行はカンサスの平原に叩きつけられた
私は白黒に区切られた家庭という現実のなかで目ざめた
フェルトのスリッパと、木目に沿って切り取られた生活
そして空っぽの水晶。私は試みた。しかしネオンの夜

私は緑のグラスのなかにエメラルドを探した
案山子たちの後ろの魔法使いを探した　私は見るだろう
色彩に溢れた馬がギャロップして通り過ぎていくのを――
そして私は年老いた　彼のレースは私には速すぎたのだ
巻き起こる風とともに私は飛んだのだが、その風が私を裸にしてしまった
今、私はひざまずいて選択をするだろう
魔女を箒のところに残し、カーテンを下す
声の後ろにいる男を見るのを拒む
そしていつまでも魔法の道を行く
その道は私を家庭のようなつまらないところには連れていかない

患者はセラピストが全知で、限りなく頼りになり、そして不滅であることを求める。何人かの女性患者たちは、たくさんの頼りにならない男とばかりつきあっていて、私の（そして、すべての男性の）弱さを恐れていた。『ママと人生の意味』という小説に、ある女性患者とのセラピーを掘り下げて書いたが、彼女は私を見るのを避けており、個人的なことは何も聞かなかった。たとえば、私が膝の手術後に松葉杖をついて出てきたときでさえ、そうだった。私が尋ねると、彼女はこう説明した。

「わたしは先生の人生の物語を聞きたくないのです」

「物語？」私は尋ねた「どういう意味ですか？」

「わたしは先生を時間の外においておきたいんです。物語は始まりがあり、中途があり、終りがあります。——とくに終りが……」

彼女は生きてくるなかで、大切な男性を何人も亡くしていた。夫、兄弟、父、名づけ子、そしてまた誰かを失うのではないかと考えると、恐れ戦くのだった。私はこう答えた。人間的な出会いがなければ、あなたへの援助は不可能だ。彼女が私を実際の人間と見なす必要があるし、私の生活や健康への個人的な質問をしたくなるようにしたいと。その日、私のオフィスを出たあと、彼女の心に強迫的な考えが浮かんできた。「わたしが参列する次の葬式はアーヴ（つまり私）のだわ」

33 歪んだ治療にならないよう

歪んだ治療（Crooked Cure）とは何だろう？ この言葉は、精神分析の初期に転移性の治癒を指すために用いられた。セラピストの力への幻想から生じる魔術を基盤にして、患者に生じる突然の急激な好転である。

四十五歳で独身の孤独な女性患者で、セラピーを終えて私のオフィスを出るときにはいつも光り輝くばかりの幸福な感覚に深く包まれ、それがセッション後数日間続くという女性患者がいた。私は最初、何ヶ月も続いた彼女の暗い絶望が晴れたことを、ただ喜んで受けとめるしかなかった。そしてまた、彼女の私についてののぼせ上がったようなコメントも、喜んで受けとめていた。私が与えたたくさんの洞察、私の並々ならぬ忍耐強さなどを彼女は口にした。しかし彼女がセラピーから次のセラピーまでの間に、自分を守る魔法のマントを着るように私を身にまとい、留守電のテープに録音された私の声を聞いただけで勇気が湧いてきて心が平和になると語るにつれ、すぐに私はそのシャーマンのような力に居心地の悪さを感じ始めた。

なぜか？ ひとつには、彼女の好転は移ろいゆく砂の上に築かれたもので、私が彼女の人生から消えたらその好転は消え去ることを知りながら、自分が彼女の退行を許しているのを自覚していたからだった。そしてまた、非現実的で真実ではない私たちの関係性に気まずいものを感じ始めたからだった。彼女の症状が減退していくにつれ、私たちの間の裂け目は大きくなっていった。

結局、私はその問題をとりあげ、私たちの関係性のなかで彼女が体験したことはほとんど彼女が作り上げたもので、私はそれに関与していないと説明した。私は彼女にすべて話した。つまり、私は実際は魔法のマントのように彼女の肩にかかっていないし、セッションの間に彼女が経験したようなたくさんのひらめきを共有しておらず、彼女にとって大切な人間であるのはいいけれど、それと同時に詐欺をしているような気がするということである。私が魔法のように彼女を助けた？　いや、魔法使いは彼女であって、私ではない。彼女をこのように助けているのは、本当は彼女自身なのだ。

あとで彼女が語ってくれたことだが、そのときの私の言葉は力強く、残酷で、彼女を混乱させたそうである。しかしそのとき彼女は、自分の好転が私の力ではなく、自分のなかの力によるものであることを理解できる程度には変化を遂げていた。それ以上に、彼女は最終的に、私の言葉は拒絶ではなく、反対に、もっと近くもっと誠実に関わろうという招待のようなものだと理解するに至った。

私たちが「魔法と神秘と権威」とを与えなくてはならないこともあるのだろうと思う。非常に危機的なときや、患者を安心させてセラピーに導入するのが大事なときなどである。しかし、私たちが魔法使いの役目を引き受けなくてはならなくても、そのうわついた期間はなるべく短くとどめて、もっと本当のセラピー的関係になるべく早く移行し始めるべきだと忠告したい。

ある患者はセラピーの初期に私を理想化していたが、ある夜、二つの夢を見た。最初の夢では竜巻が近づいてきて、私が彼女や他の人たちを非常口まで導いたものの、結局はレンガの壁に突き当たって行き止まりだったという夢。二番目の夢では、私と彼女が試験を受けていて、二人とも答えがわからないという夢。このような夢を聞いてうれしかった。その夢は、患者に私の限界を知らせたものだったからだ。私が人間であること、私が、彼女と同じような人生の基本的な問題にひっかかっていることを伝えたのだ。

34 あなたの到達点よりもっと先に患者を連れていく

自分が生涯つきまとわれてきた神経症的問題と同様なことで苦しんでいる患者に出会ったとき、自分が到達した地点より遠くにこの患者を導くことができるだろうかと、私はしばしば自問する。

二つの正反対の見解がある。今日ではあまり見かけないが古い伝統的な分析の見方では、充分に自分の分析を終えたセラピストにしか患者を神経症問題の完全な解決に導くことはできないという。そして一方で、未解決の神経症的な問題をもつ臨床家はその盲点ゆえに、患者に提供できる援助が限られてしまうという。

ニーチェの警句のひとつは、まったく反対の見方を表現している。「自分の鎖を解くことができなくても、それでも人は友人を解放することができる」。カレン・ホーナイの言う自己実現の欲求（これは疑いなくニーチェからヒントを得ていると思う）が、これに関連していると思う。もしセラピストが障害物を取り除いたら、患者は自然に成熟し、自分自身の可能性を自覚し、援助したセラピストよりもはるかに高い統合レベルを達成することすらあるだろう。この見方のほうが、患者と接してきた私の経験によりぴったり合致する。確かに、患者のあまりの変化と勇気とに感嘆して、自分はただ呆然と見ているだけということが多々ある。

文学の世界でも同じような例が相当ある。何人もの重要なlebens-philosophers（人生、実存にまつわる問題を扱う哲学者たち）は、著しく悩み苦しんだ人たちだった。皮切りにニーチェとショーペンハウアー（非常に孤独で、苦悶した人たちである）、サルトル（アルコールとドラッグ乱用者で、対人関係では搾取的で無神経だった）、そしてハイデッガー（彼の書いたものは非常に深く真実を追求していたが、ナチの運動を支持して、結果的に自分の同僚たちや師であるフッサールを裏切ることになった）を見てほしい。

同じようなことが初期の精神療法家たちにもいえる。彼らの幾多の貢献が多くの人たちの助けにはなったのだが。ユングは対人関係のもち方ではまったく手本にならない人で、患者を性的に搾取したが、それはフロイトの内輪のサークルの人々も同じだった。たとえば、アーネスト・ジョーンズ、オットー・ランク、そしてシャーンドル・フェレンツィである。

あらゆる主要な精神分析研究所では、想像を絶するくらいたくさん不協和音があり、他人を支えるエキスパートでありながら、同時に性格的な未成熟さ、お互いのいがみ合いや貶め合いをさらけ出しており、そのために分派につぐ分派が起こって、母体になる研究所から新しい研究所——たいてい対立する研究所だが——が飛び出し分離独立することになったのである。

35　患者に助けられる

『非常事態』*Emergency* という小品戯曲のなかで、精神分析家ヘルムート・カイザーは、ある女性の話を語る。彼女の夫は精神科医でひどい鬱状態にあり、自殺企図がある。彼女はあるセラピストを訪ねて、夫を救ってくれと泣きつくのだ。そのセラピストは、もちろん喜んでお手伝いしますと答え、夫から予約の電話を入れるようにしてほしいと言う。その女性は、そこに問題があるのだと言う。夫は鬱状態であることを否定しており、助けてもらうように勧めてもすべて拒むのだ。セラピストは途方に暮れた。彼は、どうやって自分に相談したがらない人の力になればいいのか想像もできないと答えた。

彼女はひとつ計画があると答える。その精神科医に、患者のふりをして自分の夫に相談をしてほしい、そして二人が会い続けていれば、徐々に何か援助できる方法が見つかるのではないかというのだった。

この話や他の物語、それに私自身の臨床的経験が、私の小説『ニーチェが泣くとき』*When Nietzche Wept* のプロットにヒントを与えてくれた。そのなかで、フリードリッヒ・ニーチェとヨーゼフ・ブロイアーがお互いをセラピストと患者にしながら、同時に（そして秘密裏に）救い合うのだ。

セラピストが患者たちに救われるのは、日常的なことだと私は信じている。ユングはしばしば、「傷ついたヒーラー」はより効果的な癒しをすることができるということに言及している。彼はまた、セラピーは患者がセラピストの傷に完璧な癒しをもたらすときに一番効果があるとさえ言っている。つまり、もしセラピストが変わらなければ、患者も変わらないのだ。「傷ついたヒーラー」が効果的なのは、彼らが患者の傷に共感することができるからなのだ。たぶん、彼らがヒーリングのプロセスにより深くより個人的に関わるからなのだろう。

自分でもわかるのだが、セラピーを始めるときには個人的に動揺している状態だったのに、セラピーが終ったときには、別に自分の内的なことを話したわけでもないのに、比較的いい気分になっているのを感じることが、数えきれないほどある。援助はいろいろな形でもたらされると私は思う。時としてそれは、たんに自分の仕事がよくできたとか、他の人のために自分の技術や専門的知識を使えて、自己肯定感を感じた結果である。また時として、自分自身のなかから外に出て他者と関わりをもった結果である。親密な関わりは、常に有益である。

とくに自分が集団療法をしているときに、この現象に出くわすことがある。自分が何か個人的な問題を抱えているときに治療グループのセッションを始め、ミーティングを終えるときには比較的解放された感じがすることがたくさんあった。優れた治療グループの親密なヒーリングの雰囲気は、目に見えると言っていいほどはっきりしている。そしてひとたび人がそのオーラのなかに入ると、素敵なことが起こるのだ。優れた集団療法家であるスコット・ルータンは、治療グループを闘いの最中に架けられる橋にたとえた。架設中に傷を負う犠牲者たちも何人かいるが(たとえばグループセラピーをドロップアウトする人)、ひとたび橋が架けられると、非常にたくさんの人々をもっと安全な場所に移すことができる。

このようなことは、ヒーラーの仕事の副産物で、ヒーラーがひそかにセラピーのいいものを受け取る場合のことである。ヒーラーがセラピーを受けることが、もっと具体的で明白な場合もときどきある。患者がセラピストを癒すためにそこにいなくても、セラピストが隠しようのない悲しみを背負ってしまうことも起きてくる。肉親の死がたぶん最もよくある悲しみだろう。そしてたくさんの患者が、喪中のセラピストの心を癒す方法を考えてくれる。その例として、この本の中で、私の母の死に対してのセラピーグループでの反応を述べた。その当時、個人療法の患者がそれぞれ、非常に人間的なやり方で手を差し伸べてくれたのを思い出す。あれは、もっと効果的にセラピーに臨めるように私の調子をあげてくれただけではなく、それ以上のものだった。

私が『恋の死刑執行人』を出版したとき、「ニューヨークタイムズ・ブックレビュー」に手厳しい批評が載った。その週の後半に、日刊の「ニューヨークタイムズ」が賞賛の書評を出した。何人かは留守電にメッセージを残してくれたり、次のセラピーの最初にこのことを持ち出し、好意的なほうの書評を読んだかと聞いてくれて、酷評に対しては私に同情してくれた。また別のとき、非常に悪意のある新聞インタビューを出されてしまった後に、一人の患者が、新聞なんて次の日にはお魚を包むのに使われてしまうのよ、と言ってくれた。

ハリー・スタック・サリヴァン〔Harry Stack Sullivan, 1892-1949〕は、非常に影響力のある米国の精神科医であり理論家だが、あるとき、精神療法というものは個人的問題を二人の人間がディスカッションするようなもので、一人がもう一人よりもっと不安を抱えているだけだと述べたと伝えられている。そして、もしセラピストが患者よりもっと不安を抱えていたら、彼は患者になり、患者はセラピストになるのだ。もっと言えば、患者の自尊感情はセラピストの力になれたということで、根本的に引き上げられるのだ。今まで生きてくるなかで、私には、自分にとって大切な目上の人の世話をする機会が何回かあった。ひとつのケースでは、自分が師と仰ぐ人が絶望していたときに彼を癒すことができ、それから彼の息子の治療を頼まれたことがある。他の例では、私は時に年上で先輩のセラピストに助言をしたり、慰めたりすることがあり、彼の長い闘病を見守って死の床に呼ばれるという光栄に浴することがあった。先輩たちは私に弱さをさらけだしたのだが、それにもかかわらず、これらの経験は私を豊かにし、力を与えてくれたのだった。

36 患者に自己開示を勧める

自己開示は、精神療法の絶対に不可欠な要素である。自己を明らかにすることがなければ、患者はセラピーからは何も得られない。それは、セラピーのなかで自然に出てくるもので、ないときに初めて気づくという類のものである。セラピーで行っていることの大半は、安全な場を提供し、信頼関係を樹立し、幻想や夢を探求するということだが、それは自己開示を奨励するためなのだ。

患者が思いきって意義深い新境地を開き、何か新しい、話すのがとくにむずかしいこと（何か潜在的に恥ずかしいこととか、戸惑っていること、自分に不利なこと）を開示したとき、私はその内容だけではなく、プロセスにも注目してコメントする（頭に入れておいてほしいのだが、ここでいうプロセスとは、関係しあっている人々の間に起こる関係性の性質のことである）。別な言葉でいえば、私はある時点で、たいていは「内容」について充分話し合ったあとで、開示したという患者の「行為」に自分の注意をもっていくようにする。まず私は、このような自己開示を注意深く優しく扱う。そして、自分を信頼してくれた患者の気持ちをどう感じているかを伝える。それから、開示したその内容をこの時期に私とシェアしようと判断した、患者の決断自体に注意を向けるのである。

「垂直的開示と水平的開示」というふうに図式化すると、この点が理解しやすくなる。垂直的開示は、開示された内容についての徹底的な開示のことをいう。例を挙げていえば、もしその開示が服装倒錯に性的刺激を感じるということであれば、セラピストは、それが相手の生活史のどの時点で生じて発展してきたのか、あるいは刺激を感じるときの細かい状況を――何を着るのか、どんなファンタジーを使うのか、一人なのかそれとも誰かと一緒なのか等――聞いていくことで、垂直的開示を奨励する。

一方、水平的開示とは、開示したということについての開示である。水平的開示を勧めるために私たちはこう質問する。「今日は、どうしてこれを話せたのですか？　話すのはたいへんでしたか？　これまでのセッションでもずっとこれをシェアしたかったのでしょうね？　それをさせなかったのは何でしょうね？　ここにはわたしとあなたしかいないわけですから、わたしが想像するに、あなたがわたしの反応を予想していたことと関係しているのでしょうね。〔患者はたいていこのようなわかりきった事実には同意する。〕わたしがどういう反応をすると思っていましたか？　今日のわたしの反応をどうとりましたか？　わたしの反応のことで、何か聞きたいことがありますか？」

グループセラピーにおいては、自己開示のプロセスは、特別明確な焦点となる。メンバー間の差違がはっきりわかるからである。メンバーたちは一定の共通認識があってはじめて、仲間を透明性に準じてランクづけできる。グループは最後には、開示せずにいるメンバーに寛容でなくなり、開示に消極的なことがグループの大きな焦点となる。

メンバーたちは往々にして、さんざん待たされたあげくの自己開示に苛立った対応をする。「じゃあ、あなたは今になってやっと、この三年ずっと続けてきた情事のことをわれわれに話したんですね」と皆は言う。「だけどそれじゃあ、この六ヶ月間、私たちに無駄骨折りさせたことはどうしてくれるんです？　すごく時間を無駄にしましたよ――このミーティングではずっと、あなたの結婚がダメになったのは、ただあなたの奥さんが冷たくてあなたに興味がないからだと思っていたんですよ」。こういうプロセスには、セラピストが積極的に介入することが必要になる。どんなに遅れたとしても、患者は自己開示したことで責められるべきではないからである。これは個人セラピーでも同じである。こんなふうに言いたくなるときもあるだろう。「まいったな、すごい時間の無駄だ！　どうしてこれをもっと前に言ってくれなかったんだ！」しかしそういうときこそ言葉を飲みこんで、患者がついにの情報を開示できるまでに自分を信頼してくれた、その事実に焦点を合わせるのである。

37 精神療法におけるフィードバック

ジョハリの窓は、グループのリーダーやグループメンバーに自己開示とフィードバックのことを教えるときに使う伝統的な人格の枠組みである。これは個人セラピーにも寄与するところが多い。ジョハリという妙な名前は、これを最初に作った二人の名前の合成で、二人とはジョー・ルフトとハリー・イングラムである。この四つの区分けに目を止めてほしい。開放、盲点、秘密、無意識、である。

第一の窓　開放された自己（他の人にも自分にもわかっている）
第二の窓　盲点の自己（自分にはわからないが、他の人にはわかっている）
第三の窓　秘密の自己（自分にはわかっているが、他の人には知られていない）
第四の窓　無意識の自己（自分にも他の人にもわからない）

これらの窓は人によってサイズが違う。ある人では大きい窓が、他の人では小さくなったりする。セラピーでは、私たちはこの四つの窓のサイズを変える試みをする。患者が自己開示のプロセスで自分自身のことをより多くシェアすることを通して、「開放された窓」を大きくし、他の三つの窓、とくに秘密の自己を小さくしていくよう援助するのである。開示は最初はセラピストに向かい、次にはよく考え判断しながら自分の人生のなかのしかるべき人々に向かってされていく。もちろん私たちは、無意識の自己のサイズも縮めたいと思って

ジョハリの窓

	自分に わかっている	自分に わかっていない
他の人に わかっている	1．開放	2．盲点
他の人に わかっていない	3．秘密	4．無意識

いる。患者たちが自身の深層を探り、それに精通できるように援助しながらである。

しかし、私たちが、個人療法でも集団療法でもとくにターゲットとするのは二番目の領域、盲点の自己である。セラピーのゴールは、現実検討能力を増し、他人の目に見えているように自分を見られるように援助することである。盲点の自己が小さくなるのは、フィードバックの作用による。

集団療法では、たいていのフィードバックはメンバーからメンバーへのものである。グループのセッションでは、他のメンバーとの関わりは非常に多くて、対人間の関わりのパターンについてかなりのデータが蓄積される。もしグループが適切に運営されていれば、メンバーは自分がどう受けとめられているかの豊富なフィードバックを他のメンバーから得ることができる。しかしフィードバックはとてもデリケートな道具なので、メンバーたちはすぐ、フィードバックがどんなふうであれば有効なのかを学ぶことになる。それは以下のようなときである。

1 「今―ここ」の観察から得たもの
2 できるだけ直近の出来事に沿ったもの
3 話す人の動機を推測したり解釈したりするのではなく、聞き手の側の観察や感情に焦点を合わせたものであるとき
4 フィードバックの受け手が、その妥当性を他のメンバーとともにチェックするとき

二人しかいない個人療法では、フィードバックはそれほど変化に富んでいないし、多くもない。とはいえ、それはセラピープロセスの技法の一部である。患者が自分自身の行動を知り、自分の行動が他の人の感情に及ぼす影響をきちんと理解することができるようになるのは、フィードバックを通してなのである。

38 効果的に優しくフィードバックするには

患者の重要な問題に密接に関係している「今―ここ」の明確な印象を得たら、その観察を患者が受けいれられるように伝える方法を考えなくてはならない。

セラピーのはじめの頃には以下のような方法が役に立つ。まず、同盟を組んでくれるように患者に頼み、セラピーのなかで自分の「今―ここ」の観察を伝える許可を得る。そしてこのような観察は、患者がセラピーに来た理由と非常に関係があるのだと説明しておく。たとえば、最初の頃のセッションで私はこんなふうに言うかもしれない。

「わたしとあなたの関係のなかで起こることをじっくり見ることで、これまでのあなたの人間関係のどこがうまくいかなかったのかを理解できるようにしていけると思います。わたしたちの関係は友人と同じではないけれど、それでも友情とオーバーラップすることが多いのです。とくにわたしたちのディスカッションは非常に親密なものですから。あなたの人間関係で何が起こっているのかに光を当てられるようなことに気づいたら、それをあなたに指摘することになりますが、それは構いませんか？」

患者にとって、この申し出を拒否するのはむずかしい。そしてひとたびこの契約を結んだら、私はフィードバックをするとき大胆になれるし、侵入的とは感じなくなる。一般的なルールとしては、このような同意をしておくのはいいアイデアである。そしてフィードバックにわだかまりを感じることが出てきたら、患者にこの契約を思い出してもらうことになるだろう。

例として、三人の患者のことを考えてみよう。

テッドは何ヶ月もの間、穏やかな口調で話をし、私の目を見ようとしない。

ボブは、有能で精力的な企業のトップだが、毎回のセッションに検討課題を書き出してきて、セッションの間じゅうノートをとり、一言も聞き漏らすまいと、同じことをもう一回言ってくれと何回も頼む。

サムは、とりとめなく長々と脱線して、的をはずれた話をする。

この三人とも、親密な人間関係をつくるのがとてもむずかしいと訴えているが、それぞれの「今‐ここ」の振る舞いが、明らかに彼らの関係性の問題と関連している。各々の例でなすべきことは、私の印象を彼らと共有するうまいやり方を見つけることである。

「テッド、あなたが絶対にわたしと目を合わせないことにはずっと気がついていますよ。でも当然ですが、なぜそっぽを向いているかの理由はわたしにはわかりません。けれどそれがあるので、わたしは何だかまるでこわれものを扱うように、とても優しく話をしなくてはならないと促されているような気がします。そしてそのこわれやすい感覚があるので、あなたにものを言うときに一言一言よく考えなくてはと思ってしまいます。この警戒心のために臨機応変でいられなくて、あなたに近づけないように思うのです。わたしの言葉を聞いて驚きました？　きっと今までにも他の人から、こういうことを言われたことがあるでしょう？」

「ボブ、少し感情をシェアしてもいいですか？　毎回、セッションのノートをとったり、検討課題を持ってきたりすると、この時間をあなたがいかに有効に使おうかと頑張っているのが伝わってきますね。あなたの準備と熱心さはいいと思うのですが、反面、そういうことをされると、わたしにとっては決定的なインパクトがあります。このセッションの雰囲気がすごくビジネスライクになってきて、個人的なものではなくなってくるのです。それに、しょっちゅうきっちり観察され評価されているような気がして、臨機応変に話しにくくなってしまうようです。何だか必要以上に用心深くなるような気がします。あなたが他の人にも同じ感じを与えている可能性はないでしょうか？」

「テッド、ちょっと割りこんでいいですか。長い話に入りこんでしまって、わたしは道に迷った感じになっています。セラピーでしなくてはならないこととの関連がよくわからなくなってきました。あなたの物語はたいていすごく面白いですよ。あなたは優れた語り手だし、あなたの物語には引き込まれますね。でも同時に、その物語はわたしたちの間の壁みたいに働くようです。物語はあなたからわたしを引き離し、もっと深いところで出会うことを妨げているようです。こういうことを他の人から聞いたことはありませんか？」

この答えの言葉の使い方に注意深く目を留めてほしい。各々について、私は目にした行動の観察と、それをどう感じたかから離れずにいる。患者が何をしようとしたかという推測はしないように気をつける——それはつまり、私は患者が私を見ないことで私を拒否しようとしたとか、課題を書き出すことで私をコントロールしようとしたとか、長い物語で楽しませようとしたとかのコメントはしないことである。もし私が自分の感情に焦点を合わせているなら、相手を防衛的にさせることは非常に少ない。つまり、それは私の感情であって、けっして異議は申し立てられないものなのである。どの場合にも私は、患者たちと近づきたい、彼らをもっと良く知りたいという私の思いと、そこでとりあげた行動が私たちを遠ざけ、また他の人々をも遠ざけているかもしれないという考えを表わしているのである。

39 「部分」を使ってフィードバックを受けいれやすくする

フィードバックについて、もう少し言っておきたいことがある。一般的なフィードバックを避けること、そのかわり、焦点を合わせた明確なものとすることである。その患者のことをあなたが好きかどうかというような一般的な質問に、ただ同意して答えることは避けよう。そうでなく、その質問を再構成し、その人のあなたを近づける側面と遠ざける側面のことをディスカッションすることで、答えをより効果的にしよう。

防衛を少なくするには、「部分」を使うというやり方が、たいていの場合役に立つ。たとえば代金を入金してくるのがいつも遅くなる患者がいたとする。そのことを話すと、いつも彼は痛々しいほど恥ずかしがって、下手な言い訳をたくさん並べる。そんなとき、以下のような言い方が効果的だと私は思う。

「ディブ、現実に、期限までに代金を払えない理由があるのだろうとわかっています。あなたはセラピーに熱心だし、わたしを評価してくれているし、このセラピーを有益と思ってくれているのも理解しています。けれどあなたのどこかに小さな抵抗があって、それでわたしに代金を払うとき何か強い感情が起こるのだとも思うのです。あなたのその部分と話をしたいのですが、そうしていただけますか」

「部分」を使うことは、セラピーのさまざまな局面で、否定や抵抗を掘り下げていくときに便利な概念であり、多くの場合、アンビバレンスを掘り下げる丁寧で優しい方法となる。しかも、アンビバレンスに耐えることができず、人生を白黒思考で見がちな患者が、灰色のような概念をうまくとり入れることができることになる。

たとえばあるゲイの患者のことを考えてみよう。彼は向こう見ずに無防備なセックスをして、それをいろいろと合理化するのだった。私はこんなふうにアプローチした。「ジョン、そういうシチュエーションでＨＩＶに感染する確率は一五〇〇分の一と、あなたが信じているのはわかっています。けれど、あなたのどこかにとくに無鉄砲で無用心な部分があることも知っています。わたしはその部分と会って話をしたいですね――あなたの一五〇〇番目の部分と」

あるいは意気消沈した人や自殺企図のある人に「あなたは気落ちしているし、時にはあきらめたくもなるし、たった今は命を絶ちたいとさえ感じているということはわかります。しかし何はともあれ、あなたは今日ここにいますね。あなたのなかのある部分が、残りのあなたを私のオフィスに連れてきたわけです。だから、あなたのその部分と話をさせてほしい――生きたがっているあなたの一部分とね」

40 フィードバック～鉄は冷たいうちに打て

新しい患者のボニーがオフィスに入ってくる。彼女は四十歳で、魅力的で、天使のような顔をして、たった今顔を洗ったかのように輝いている。彼女は人気があり、たくさん友人もいるが、いつも取り残されるのだと訴える。男たちは喜んで彼女とベッドへ行くが、何週間か後に必ず彼女の人生から出てゆくという。「なぜ？」彼女は問う。「どうして誰もわたしのことを本気で受けとめてくれないの？」

私のオフィスで、彼女はいつも快活で情熱的であり、まるで元気なツアーガイドとか尻尾を振る可愛い子犬のようである。まるで小さな子どものように見える――清潔で、楽しいことが好きで、単純、けれどまったく真実味がなく面白味に欠ける。他の人たちがなぜ彼女を本気で受け取れないか、その理由はむずかしく考えなくてもわかる。

自分のこの観察は重要で、間違いなくそれをセラピーで使うべきなのだ。しかしどうやって？　彼女を傷つけることなく、セラピーをやめさせる結果にならず、防衛的にもさせないためにはどうしたらいいのか？　私が何回も使って効果的だと思った方法は、「鉄は冷たいうちに打て」である――つまり、彼女がいつもと違う行動をしたとき、その行動にフィードバックをするのである。

たとえば、ある日彼女は、自分の妹の結婚式に出席したことを話して、私のオフィスで苦い思いで泣いた。人生は彼女を置いてどんどん過ぎてゆく。彼女が何もせず、年を重ねるだけなのに、その間に友人たちは皆結婚してしまった。しかし、彼女はすぐに気をとりなおし、破顔一笑して、私のオフィスで「子どもみたいになって」こんなに落ちこんでしまったことを謝った。私はこの機会をとらえ、お詫びなど必要ないし、それだけでなく逆に、彼女が自分の失望のときを私と共有してくれたことがとても重要なのだと伝えた。

私は言った。「わたしは今日、あなたとぐっと近づいた気がします。あなたはずっと現実的に見えます。まるで、あなたのことを今本当にわかったような気がしますし、以前に比べるとずっと深くわかったようです」

沈黙があった。

「あなたはどう思いますか？」

「つまり、先生にわたしをわかってもらうためには、泣かなくてはならないということですか？　ボニー」

「あなたがどうとったかわかります。少し説明させてください。あなたがわたしのオフィスに入ってきたとき、あなたが輝いていて愉快だと感じることが何回もあります。しかし、何だか本当のあなたから遠く離れているようにも感じるのです。そんなとき、あなたにはある種はつらつとした感覚があって、とてもチャーミングなのですが、でも何だかそれが壁のように働いて、わたしたちを離してしまうようにも感じるのです。しかし、今日は違います。今日、わたしは本当にあなたとつながった気がしました――そして、これはわたしの勘ですが、あなたが人間関係で切実に欲しいと思っているのは、こういうタイプのつながりなのではないでしょうか。教えてください。わたしのこの反応は変ですか？　それともなじみがある？　誰か他の人から同じようなことを言われたことがありますか？　わたしが今言っていることが、あなたの他の人間関係で起こっていることと何か関係がありそうですか？」

もうひとつの関連する技法は年齢状態を使うことである。私はときどき、ある年齢状態にいたかと思うと、また別の年齢状態になる患者と会うことがある。私はこれを患者とシェアして受けいれてもらうにはどうしたらいいか考える。たいていは、患者がちょうど自分にふさわしい年齢状態にいるときにコメントすることになる。何人かの患者はこれをとくに重要な考え方と感じて、頻繁に自分をモニターして、どういったセッションのときに、何歳の感じがするかをめぐって話をするのである。

41 死について話す

死への恐怖は常に表面下に浸透しているものだ。それは私たちの生きている間ずっとつきまとい、だから私たちは防衛——たいていは否認に基づくものである——を作り上げ、それは死すべきものという自覚に対処するためのものである。しかし、私たちはそれを心から完全に追い出すことはできない。死は私たちの空想や夢のなかに滲み出してくる。悪夢を見るたびにそれは解き放たれる。子どもだった頃、私たちは死に取り憑かれており、消滅してしまうことへの恐怖と共存できるようになることは、重要な発達課題のひとつである。

セラピーのどの道程にも「死」は訪れる。その存在に目を向けないと、死が語り合うには恐ろしすぎるものだというメッセージとなってしまう。それでも、ほとんどのセラピストは、死を直接ディスカッションのテーマにするのを避けている。なぜだろう？　一部のセラピストたちは、死をどのように扱っていいかわからないから避けてしまう。彼らはこんなふうに言う。「目的は何なのだ？　神経症的なところへ戻って、何かわたしたちができることがあるところでセラピーをしよう」。他のセラピストたちは、セラピーのプロセスと死との関連性に疑問を感じていて、「痒くもないところはかくな」と言った偉大なアドルフ・マイヤーの助言に従うのである。そしてそれ以外の人々も、セラピーでとりあげるのを拒否する。そのテーマがすでに充分不安な患者に（セラピストにも）もっと不安を呼び起こすからだ。

それでもなお、私たちがセラピーの過程で死と正面から向き合わなくてはならないのには、それ相応の理由がある。まずは、セラピーとは、その人の人生の過程と意味との深く包括的な探究だということを忘れないでほしい。私たちの存在における死の重要性を前提にし、死と生とは相互依存的であることを考えると、どうしてそれを無視することができるだろうか。人間が思考を文字にし始めた当初から、人類は、すべてが消えゆくものであること、私たちが消えゆくことを恐れることも、その恐れや消失がありながらも生きる道を見つけなくてはならないことを自覚していた。精神療法家は、よく生きることを学ぶのは、よく死ぬことを学ぶことだという結論を見いだした多くの偉大な思想家たちを無視することは許されない。

42 死と人生の充実

死にゆく人々のケアをするメンタルヘルス従事者は、研修中に、トルストイの『イワン・イリイッチの死』を読むようにアドバイスされる。イワン・イリイッチは心の卑しい官僚で、死の苦しみに悶えて、自分の人生が終るときに、衝撃的な洞察に行き当たってしまった。自分がひどい生き方をしてきたからこんなにひどい死に方をするのだ、ということである。その洞察は彼に大きな人格的変化をもたらした。そして最後の日々に、イワン・イリイッチの人生はかつてなし得なかったほどに平和で意義深いものに満たされたのである。他にも、同じようなメッセージを含む文学の名作がたくさんある。たとえば『戦争と平和』では、主人公のピエールは銃殺隊から最後の一瞬に放免され、変化を遂げたのである。『クリスマス・キャロル』のスクルージは、クリスマスのご馳走後に突然新しい人間になったのではなく、未来の妖精が彼の死と彼の財産をめぐって見知らぬ他人が争っているのを見せたから、変化したのである。これらの作品にこめられたメッセージは、シンプルで深い。肉体的な死は私たちを滅ぼすが、死の概念は私たちを救う可能性があるのだ。

私は、死を目前にした患者たちのセラピーをしていたことが数年ある。そのなかで私は、実にたくさんの死に臨んだ患者たちが、めざましい肯定的な人格の変化を遂げたのを目の当たりにしてきた。患者たちは賢明になったように感じ、自分の価値観の序列を変えて、人生のなかの些細なことを脇に置くようになるのだ。それはまるで癌が神経症を癒すようで——恐怖症や長く引きずっていた対人関係の心配が溶けてなくなってしまうようだった。

私は学生たちに、いつも自分の担当している癌患者のグループを観察させるようにしていた。普通、教育機関では、グループは学生たちの観察を許可するだろうが、たいていの場合不承不承で、くすぶった怒りを内にもっている。しかし、私の担当している死に臨んだ癌患者のグループは違った。逆に、彼らは自分たちが学んできたことをシェアする機会ができたと喜ぶのだ。「それにしても残念だ」。私はたくさんの患者が嘆くのを聞いた。「今にならなければ、どう生きるべきかを学べなかったなんて。自分の身体が癌で一杯になってしまうまで」

ハイデガーは存在の二つの形態について語っている。ひとつは日常の形態。もうひとつは、存在論的な形態である。日常の形態では、私たちは物質的な環境に圧倒され、気を取られている。私たちは、世界のものごとがどんな状態なのかを知りたい気持ちでいっぱいである。存在論的な形態では、私たちは本質に焦点を合わせる。つまり私たちは、世界のものごとが何なのか知りたいのだ。存在論的な形態にいるとき――日常の気遣いから超越した領域だが――私たちは、変化への特別な準備状態にあるのだ。

しかし、私たちはどうやって日常の形態から存在論的形態へとシフトするのだろうか？　哲学者たちは、しばしば「境界的経験」を言う。私たちを「日常性」から揺さぶり起こし、私たちの注意を「存在」そのものへ釘づけにする緊急の経験である。最も強力な境界的出来事は、自分自身の「死」との直面である。しかし、毎日の臨床のなかでの境界的出来事とは何だろう？　患者が死を目前にしてもいないのに、セラピストは、存在論的形態のなかでこそ得られる変化への力を、どうやって手に入れるのだろうか？

あまりドラマチックなものでなくても、セラピーの経過のなかには、ものの見方を効果的に変化させる可能性のある「経験」が散りばめられている。死別、つまり他の人の死を扱うことも、境界的出来事であり、その力はセラピーのプロセスで利用されることがほとんどない。死別のワークでは、広範囲かつ集中的に「喪失」に焦点を合わせ、亡くなった人との人間関係でやり残したことを見て、私たち自身を死んでいった人から離し、もう一度人生の流れに乗ることに焦点を合わせるのがほとんどのやり方である。確かにこういうステップも重要だが、他者の死が、むきだしで痛切なやり方で、私たちを自身の死へ直面させるものでもあるという事実をおろそかにしてはならない。何年か前、死別についての研究のなかで、つれあいに死なれた人々の多くが、たんに心を癒したとか喪の前の機能レベルに戻ったというよりも、さらに先へ行っていることがわかった。三分の一から四分の一の対象者が、新しいレベルの成熟と智恵を獲得していたのだ。

死と死別に加えて、日常のセラピーでは、死に関連した話が持ち出される機会が多い。もしそのような問題がけっして持ち出されなかったら、患者たちはセラピストの暗示的な指示に従っているだけだろうと思う。たとえば加齢や、身体の変化、ライフステージ、そして人生の区切りとなるたくさんの重要な出来事、たとえば特別の記念日、子どもが大学に入学して離れていくこと、空の巣症候群、引退、孫の誕生などにまつわる話に「死」はその姿を表わすのだ。同窓会などは、とくに強力な触媒になり得る。どの患者も、新聞記事のなかの事故や残虐行為や死亡告知のことを話すことがあると思う。そして、死は、どの悪夢のなかにも必ずやその足跡を残しているのだ。

43　死についてどう話すか

私は、死についてはこのように話すほうが好きだ。セラピーの初期段階で、私は忘れずに患者の「死」にまつわる経験のヒストリーを聞き取り、こういう質問をすることにしている。「あなたはいつ死というものがあることに気づきましたか？」「そのことについて誰と話しましたか？」「あなたのまわりの大人たちは、その疑問にどういうふうに答えてくれましたか？」「あなたは、どのような死を体験しましたか？」「お葬式に出席したことは？」「死についての宗教的信念をおもちですか？」「あなたの死についての態度はこれまでの間にどう変わってきましたか？」「死にまつわる根強い空想や夢はありますか？」

強い死の恐怖をもっている患者にも、同じように率直にアプローチする。静かに当然のことのように死を分析すると、それがしばしば安心感を与える。それは恐怖を分解して、いったい正確には死のどこが恐いのだろうと落ち着いて考えるのに役立つのだ。この質問への答えとしては、一般的に、死んでゆく過程への恐怖、残される者への懸念、あの世への関心（これは、死を終末の出来事でないものに変形することで質問の論点を避けているのだが）、そしてまったく消失してしまうことへの不安が含まれる。

セラピストがひとたび落ち着いて死の話をする態度を見せると、患者たちはより頻繁にその話題を持ち出すようになる。たとえば、ジャニスは三十二歳で三人の子持ちだったが、二年前に子宮摘出の手術を受けた。もっと子どもが欲しいということで頭がいっぱいで、彼女は他の若い母たちに嫉妬心を抱き、友人が出産祝いパーティーに招待するとそのことで怒り、深く苦い嫉妬から彼女の身重の親友と絶交してしまった。

私たちの最初のセッションは、もっと子どもが欲しいという彼女の御し難い欲求と、それが人生の多岐にわたって影響していることに焦点を合わせた。三回目のセッションで、あなたが赤ちゃんをもつことを考えなかったら、他に何を考えるでしょうかと彼女に問うた。

「お見せしましょう」とジャニスはバッグを開いて言った。そしてオレンジを一個取り出し皮を剥いて、その一房を私に差し出した（私は受け取った）。そして彼女は残りを食べた。

「ビタミンCです。毎日四つ、オレンジを食べているんです」彼女はそう言った。

「なぜビタミンCがそんなに大切なのですか？」

「死ぬのを防ぐんです――〈死ぬこと〉。これが、何を考えているかという先生の質問への答えです。私はいつも死のことを考えています」

ジャニスの母は彼女が十三歳のときに死んだが、そのときから「死」が彼女にとりついた。母が病気になったことへの怒りでいっぱいになり、母が死ぬまでの数週間、彼女は病院への見舞いを拒んだ。それからすぐ後、彼女はパニックになった。咳が出て、それが彼女にとっては肺癌になったことを意味するので、救急処置室の医師たちもなだめられないくらいだった。母が乳癌で亡くなったので、ジャニスは乳房が大きくなるのを止めようとして、胸をきつく締めつけ、寝るときはうつぶせに寝た。自分の母を見捨てたという罪悪感は、彼女の人生を決定づけた。そして子どもたちに献身することが、母の面倒を見なかったことの償いであり、それと同時に独りで死ぬことを免れる保証でもあった。

心に留めておいてほしいのだが、死に対する不安が、セックスという仮面を被って現れることがよくある。セックスは死を中和するには素晴らしいもので、絶対的で活力に溢れた死のアンチテーゼである。非常に大きな死の脅威にさらされた患者たちのなかには、急に性的な考えで頭がいっぱいになる人もいる（TAT

[Thematic Appreciation Test 主題統覚テスト]の結果、癌患者には性的な内容がふえてくることが証明されている)。オーガズムを表すフランス語の「la petite mort」(小さな死)は、オーガズムの際の忘我を表わしているが、それは離別の苦痛をなくす——孤独な「私」が渾然一体となった「私たち」のなかへと消滅していくのである。

非常に悪性の腹部癌の患者が相談にきたことがある。彼女は、自分が担当の外科医にのぼせ上がっていて、彼にまつわる性的な空想が、自分の死への恐怖にとって代わるほどだと語った。たとえば、彼女が大切なMRIを撮る予定のとき、彼がそこに立ち会うはずなので、どの洋服を着ていこうかと決めることで夢中になってしまって、自分の人生が危うい不安定な状態にある事実はどこかに行ってしまうのである。

「永遠の子ども」とも言える別の患者は、大きな可能性を秘めた数学の神童だったが、青年期になるまで子どものように母との近しい関係を保っていた。偉大な発想を思いつき、ブレインストーミングでは臨機応変に意見を言い、問題提起された複雑な新分野についてはその本質を即座に把握するという点では、とてつもなく才能に恵まれていたが、ひとつのプロジェクトを完遂しようとやる気を起こすことや、キャリアを築くこと、家族や家庭をもつことはまったくできなかった。彼の死への不安は意識されていなかったが、一つの「夢」を通じて、私たちの会話に入りこんできた。

「母とわたしは大きな部屋にいます。その部屋は昔住んでいた家に似ていましたが、一ヶ所壁にあたるところが海岸に面しています。わたしたちは海岸へと歩いていくのですが、母が海に入ろうとわたしを急き立てます。あまり気が進まないのですが、わたしは彼女に小さな椅子をあてがい、座ったまま水の中に入れるようにします。水はとても暗く、肩のあたりまでの深いところにいくとすぐ、波が石になってしまうのです。息苦しくてあえいで目が覚めました。汗びっしょりでした」

石のような波が覆い被さったというイメージは、恐怖と死と埋葬への強烈なイメージであり、それによって、母と幼年期から離れて完全に大人になることに対する彼の拒絶感を理解できたのである。

44　人生の意味を語る

私たち人間は不幸にも、固有の意味などない世界に投げ入れられており、そこで意味を探し続ける生き物であるようだ。私たちの大事な課題のひとつは、人生を支えつづけるに足るしっかりした意味を考え出し、なおかつこの意味は自分の創作ではないとする巧妙な作戦を編み出すことだ。私たちはそうすることで、意味が「そこで」私たちを待っていたのだと断定するのである。実質的な意味体系を探し続けると、それはしばしば私たちを意味づけの危機に陥れる。

セラピストが自覚するよりももっとたくさんの人が、人生の意味に関心があってセラピーに訪れる。ユングは、自分の患者の三分の一が、このために彼のもとを訪れたという。訴えは、さまざまな形をとる。たとえば「わたしの人生には一貫性がないのです」「何に対しても情熱が湧かないのです」「なぜ生きているんでしょう？　何を目指して？」「確かに人生は何か深い意味があるに違いないんです」「すごく虚しいんです。毎晩テレビを見ていると、何だか自分が役立たずで無意味な気がします」「五十歳という年になっても、自分が大人になって何をしたかったのかということがわかりません」

私はあるとき夢を見た（『ママと人生の意味』に書いてある）。その夢で、私は病院の一室におり、生死の境をさまよっている。そのとき突然、自分が遊園地の乗り物に乗っていることに気がつく（それは「恐怖の館」というアトラクションだった）。私の乗ったカートがちょうど漆黒の死の口腔に入ろうとしたとき、私は突然こちらを見ている観客のなかに死んだ母の姿を見つけ、彼女に向かって声をあげた。「ママ、ママ、ぼくどうだった？」

その夢、とりわけその自分の叫び声「ママ、ママ、ぼくどうだった？」が、長い間私に取り憑いた。夢のなかでの死のイメージのせいではなく、人生の意味についての暗い含意のためである。私は思いをめぐらせた。母の承認を得るという最初の目標に沿って人生の道筋をたどってくることは可能だったのだろうか？　なぜかといえば、私は母との関係性に悩み、生きているうちは彼女に承認されることを重んじなかったから、それだけにその夢は皮肉なものだったのだ。

その夢に表現された意味づけの危機は、私を違う方法での人生の探索に急き立てた。その夢の直後に書いた物語で、私は自分の母の幽霊と会話をした。私たちの間にある断絶を癒し、お互いの人生の意味がどのように絡み合い葛藤しあったかを理解するための会話だった。

体験的ワークのなかには、人生の意味を語り合うという手段を使うものがある。たぶん最も一般的なのは、参加者に自分の墓碑銘にどんな言葉を刻みたいかと問うものである。このように人生の意味を追求していくと、ほとんどのディスカッションのテーマは、たとえば利他主義、享楽主義、大義への献身、生殖、創造性、自己実現などになっていく。もし自分たちが自己超越的であれば、意味の探求はより深く力強い意義をもたらすと感じる人が多いだろう。自己超越的とはつまり、自分たちの外のもの、外の人に導かれていることであり、つまり何らかの大義や、人、神聖な本質などへの愛である。

最近の若いハイテク億万長者たちは非常に早く成功を勝ち取るが、人生の危機に直面することが多い。このことは非自己超越的な人生の意味づけに関して、私たちに教えてくれる。このような人々はたいてい、実に明快な構想を抱いて仕事を始める。成功して、山ほどのお金を儲け、いい生活をして、同輩たちの尊敬を得、早く引退すること。そして三十代の若さで、それを達成する若者たちの数はかつてないほど多い。しかしそこで疑問が起きてくる。「今度はどうすればいい？　残りの人生はどうなる？　あとの四〇年間は？」

私が会った若いハイテク億万長者たちは、再び同じようなことを続けるようだ。また新しい会社を立ち上げ、同じような成功を繰り返そうとする。なぜだろう？　あれはまぐれではなかったし、自分は特別の師やパートナーもなく独力で成功できたと証明しなくてはならない。彼らは自分にそう言い聞かせているのだ。そしてハードルを引き上げる。自分や家族が安心するには、銀行に一〇〇万、二〇〇万ドルあるだけでは駄目なのだ――五〇〇万、一〇〇〇万、さらには五億ドルないと安心できなくなるのである。自分が使いきれないほどの資産がすでにあるのにまだ金儲けをする、その無意味さと不合理さとに気づいていながら、彼らはやめることができない。家族と一緒にいる時間や自分の心に近づいてくるものに割く時間を削っているのに気づきながら、ゲームをするのをやめられない。「お金はたんに目の前にあるのです。わたしはただそれを手に入れるだけです」と彼らは私に語る。彼らは取引しなくてはならないのだ。ある不動産関係の起業家は、もしやめたら自分は消えてしまうような気がすると言った。多くの人は退屈を恐れている――ほんの少しでも退屈の気配がしたら、慌ててゲームに戻っていくのだ。ショーペンハウアーは、意欲とはそれ自体、絶対に満たされることがないものだと言っている。ある一つの願いが叶うと、他のものが現れる。小休止や、満足の瞬間があったとしても、それはあっという間に退屈へと変質する。「人間は誰でも、苦痛と退屈の間を行ったり来たりする人生を送っているものだ」と彼は述べている。

他の実存的な究極の関心事（死、孤独、自由）への私のアプローチと少し異なってはいるが、「人生の意味」は遠回しにアプローチするのが一番いいと思う。私たちがすべきことは、想定できるたくさんの意味のひとつに飛び込んでしまうことである。とくに自己超越的な基盤のあるものがいい。大切なのは取り組むことだ。その取り組みの障害になっているものを見極め、取り除く手伝いができたときに、私たちセラピストは一番いい仕事をしたといえる。人生の意味について問うことは、仏陀が教えたように、教化啓発される類のものではない。人は人生の川に身を浸さなくてはならない。そしてその問いは流れに任せておくのである。

45 自由

この本の最初のほうに、四つの究極の関心事について書いた。存在の本質的な四つの事実。死、孤独、無意味さと、自由である。これらに直面すると、深い不安が呼び起こされる。「自由」と不安の関連性は、直観的にわかるものではない。一見したところ「自由」は、ただ単純に肯定的な意味合いしかもたないように思えるからである。つまるところ西洋の文明は、その全歴史を通じて政治的な自由を求め、そのために戦ってきたのではなかったか。しかし自由には暗い側面もあるのだ。自己創造、選択、意志、行動などの視点から見ると、自由は心理的強迫観念で不安が染みついている。

私たちは、深い意味では、自分自身に責任がある。サルトルが言ったように、私たちは、自分というものの作者であるのだ。自分の選択や行動、あるいは行動の失敗の積み重ねを通して、最終的に自分をデザインしているのだ。この責任、この自由を回避することはできない。サルトルの言葉でいえば、「私たちは自由を宣告されている」のだ。

私たちの自由は、個人的なライフデザインなどよりもっと深いところを流れている。二世紀も前にカントが教示していることだが、私たちは自分の内的な世界に対してだけでなく、外的な世界にも形と意味を与えたことに責任があるという。私たちはただ、自分の神経心理装置のなかで処理されたものに出会うだけなのである。現実は、子どもの頃空想したようなものとはまったく違う。私たちは整然と整った世界に入っていく（そして最後には去っていく）のではないのだ。むしろ、世界を構築する主役は自分なのである。そしてあたかもそれが独立した存在であるかのような姿に、現実を組み立てるのである。

では、自由の暗い側面と不安や臨床との関連とは何だろう？　足元を見下ろすことによって、ひとつの答えが見つかる。自分が世界を構成する主役であるなら、それでは足元の固い大地はどこにあるのか？　足元には何があるのか？　何もない、つまり「Das Nicht」とドイツの実存哲学者が名づけたように、深い裂け目、自由の深淵である。そして存在の核心にある無を実感したときに、深い「不安」が訪れる。

それゆえに、「自由」という言葉がセラピーのセッションや、精神療法のマニュアルに出てこなくても、その派生語──「責任」「意志」「願い」「決断」──は、精神療法的営為のなかに非常に目立つ存在として棲んでいるのである。

46 患者が責任を担えるように援助する

自分の抱えている大きな問題が、コントロールが及ばないもののせいなのだと信じこんで――たとえば、他人の行動とか、神経の苛立ち、不平等な社会的階級性、遺伝子のせいなど――患者がそれに固執し続けているかぎり、私たちセラピストが彼らに提供できるものは限られてくる。そんなとき私たちは共に嘆き、患者が生きていくなかでこうむる攻撃や不平等などに対処するもっと適応的なやり方を提案することはできるし、患者が落ちつけるよう手助けし、自分の環境をもう少しうまく変えられるよう教えることはできる。

しかし、もし私たちがもっと目覚しい治療的変化を望むのであれば、患者が責任を引き受けられるように働きかけなくてはならない。それはつまり、自分自身がどんなふうに自分の苦悩の一因となっているかを把握することである。こんな患者を例にとってみよう。彼女はシングルウーマンの世界に次々と起こる恐ろしい経験を語るかもしれない。男たちは彼女を虐待し、友人たちは裏切り、雇い主はこき使い、愛人たちはだます。セラピストが、語られた出来事の信憑性に確信をもっていたとしても、やがてはその一連の事件における彼女自身の役割に注意を向けなくてはならないときがくるだろう。セラピストは実際に、こう言わなくてはならないかもしれない。「たとえあなたに起こった悪いことの九九%が誰か他の人の落ち度だとしても、わたしは残りの一%のほうを見たいと思います――あなたの責任の部分です。あなたの果たした役割が、たとえ非常に限られた範囲のものであっても、それを見なくてはなりません。わたしが一番力になれるのはそこだからです」

責任を担える気持ちがあるかないかは、患者によってずいぶん違う。ある人は、自分のつまづきのなかでどのような役割を自分が果たしたのかをすぐに理解する。また別の人は、責任を引き受けることがむずかしくて、それがセラピーの主要な部分になってしまうほどである。しかし、一度そのステップが踏み出されれば、治療的変化はほとんど自動的に、また何の苦労もなく起こるのである。

どのセラピストも、患者がうまく責任を引き受けるようになれる方法を工夫している。時として、他人から食いものにされた患者に、私はこんなことを強調する。搾取する人がいるところ必ず搾取される人がいる。つまり、気がつくと搾取される側にいるということが何度も続くとしたら、きっとその役割は自分にとって何か魅力があるにちがいない。果たしてそれは何なのだろう？　こういう質問をしてこの点に直面化させるセラピストもいる。「この状況は、あなたにとってどういう利益があると思います？」

患者が個人的な責任性の把握ができるようにするために、とりわけ非常に効果的なツールとなるのは集団療法の形態である。患者たちはみな、同じような立場でグループを開始する。そして最初の数週間から一ヶ月で、それぞれのメンバーはグループのなかで独自の対人的役割を作り出すに至る。その役割は、それぞれのメンバーが外の世界で演じている役割と非常に似たものになる。それだけでなく、グループは各々のメンバーがどうやってその対人的役割を作り出すのかもわかっている。このような過程は、患者たち自身のあまりあてにならない説明からセラピストが再構築しようとするよりも、「今–ここ」へ持ちこまれるほうがもっと明白になる。

治療グループではフィードバックに重点が置かれ、それが責任を引き受ける手順に導くこととなる。

1　メンバーは、自分の振る舞いが他の人にどう映るかを学ぶ。

2　それから、自分の振る舞いを他の人がどう感じるかを学ぶ。

3　彼らは、彼らの振る舞いが他の人の彼らについての見方を形成することを学ぶ。

4　結局、彼らはこの最初の三つのステップが自分をどう感じるようになるかを方向づけることがわかる。

このように、このプロセスは、自分の振る舞いから始まって、各々が他者から評価され、自分を評価するところへ至る。

力量があるグループセラピストの介入の基礎は、上記の手順から形成される。たとえば、「ジョー、グループの場であなたに何が起こっているか見てみましょうか。つまり二ヶ月たってもあなた自身、グループのなかで居心地が良くないし、あなたに我慢できないメンバーも何人かいる（あるいは、あなたに怯えている、避けている、怒っている、困っている、誘惑されたような気がする、裏切られたような気がする）。何があったんでしょう？　これはいつものことですか？　こうなったことについて、あなたがどんな役割をしたか、少し見てみませんか？」

個人セラピーのセラピストは、セラピーのプロセスにおける患者の責任性に目を向けることで「今－ここ」の利点を生かす。たとえば、患者が遅刻したこと、自分の感情や情報を隠したこと、夢の記録を忘れたりしたことである。

責任を引き受けることは、セラピーのプロセスに不可欠な第一歩である。ひとたび個人が自分の人生の苦境を作り上げるうえでの自身の役割を認識したならば、彼らは自分が、自分だけが、この状況を変える力をもっていることがわかるのだ。

人生を振り返り、自分が自分自身にしてしまったことの責任を受けいれるとき、それは大きな後悔となるかもしれない。セラピストはその後悔を予想し、リフレームしようとしなくてはならない。私がよく行うのは、患者に未来に身を置いてもらい、五年後に自分を一新し人生を後悔なしに振り返るためには、今をどう生きられるかを考えてもらうことである。

47 絶対に（ほぼ絶対に）患者のために決断をしないこと

何年か前、三十三歳の医師であるマイクは、差し迫ったジレンマを抱え私に相談をしにきた。彼は、カリブのコンドミニアムを他の人と時間分割で借りていて、そこで休暇を過ごすので一ヶ月以内に出発しようと計画していた。しかし、問題がひとつあった——非常に重大な問題だった。彼は二人の女性をそこに誘ったのだが、二人ともその誘いに乗ったのだ。一人はダーリーンで長い間の彼のガールフレンド、そしてもう一人のパトリシアは、二ヶ月ほど前に出会ったまばゆく新鮮な女性だった。どうするべきだろう？　彼は不安で頭が真っ白になっていた。

二人の女性との関係は、彼の話によるとこうだった。ダーリーンはジャーナリストで、高校では卒業パーティのクィーン、数年前の同窓会で再会した。美しく魅力的な女性で、彼は即座に恋に落ちた。マイクとダーリーンは別の街に住んでいたが、二人はこの三年間情熱的なロマンスを続けていた。電話で毎日話し、週末と休暇をたいてい一緒に過ごした。

しかし最近の数ヶ月間は、そのロマンスも色香が褪せつつあった。マイクは前ほどダーリーンに惹かれることもなくなり、二人のセックスライフも活気が失せ、電話での会話も散漫なものとなっていた。おまけにジャーナリストとしての仕事柄、ダーリーンは頻繁に旅に出なくてはならず、週末に抜け出すのが不可能なことがしばしばで、彼の近くに引っ越すことも不可能だった。しかし新しい友人のパトリシアは、まるで夢が現実になったようだった。彼女は小児科医で、エレガントで金持ち、家から半マイルほどのところに住んでおり、とにかく彼と一緒にいたがっていた。

まるで考える必要もない問題のように思えた。二人の女性を語る言葉を彼にリフレクトしながら、私は終始「何が問題なのだろう?」と考えていた。どちらにするかはわかりきったことに見える。パトリシアはおあつらえ向きで、ダーリーンはあまりに問題が多い。それに決断しなくてはならない日は迫っている。私は話に割り込んで、ぐずぐずせずに彼の判断を伝えるよう言いたいと、強い誘惑に駆られた。その判断とは、彼がすると思われるただひとつの妥当な決断である。遅らせているポイントは何なのか? 気の毒なダーリーンに不必要につきまとうような残酷な真似をし、事態を悪化させる理由は何なのか?

私は、彼にどうすべきかはっきり伝えたい誘惑を退けつつ、自分の見方を何とか悟らせようとした。私たちセラピストは特有の少しずるいやり方をする――たとえば、「たぶんあなたはもう決心しているようなのに、実行できないのは何か障害があるのではないかと思うのですが……」(まったく、「~ではないかと思う」という言葉がなかったら、セラピストは何もできないのではないかと思う)。そしていずれにせよ、私は彼に奉仕することになった(たった三回の非常にスピーディーなセッションで!)。つまり、彼がダーリーンに当然のように「絶縁状」を書き、パトリシアと一緒に輝くカリブの夕映えに漕ぎ出すのを動機づけたのだった。

しかし、その輝きはそれほど長く続かなかった。それからの数ヶ月で、奇妙なことが起きた。パトリシアは夢の女でありつづけてはいたが、マイクは、彼女が近くにいて、もっと関わりたいとこだわることに居心地の悪さを感じるようになってきた。彼女が自分の部屋の鍵を彼に渡し、彼のも渡してほしいと言い張るのがいやだった。そして、パトリシアが一緒に住もうと言いだしたとき、マイクはためらった。私たちのセッションで、彼は、自分が独りのスペースと孤独とをいかに大切にしていたか、熱をこめて語り始めた。パトリシアは欠点のない、特別な女性だった。しかし、彼は侵入されたように感じたのだ。彼は、彼女と同居したくなかった。彼女とだけではない。誰とも同居したくなかったのだ。そして彼らはすぐに別れてしまった。

マイクにとっては、他の関係を探す潮時だった。そしてある日、彼にコンピュータのデートサイトに掲載した自分の広告を見せてくれた。そこには、彼の求める女性の詳しい特徴（美しく、誠実。それから彼のだいたいの年齢とバックグラウンド）が書いてあった。そして、どんな関係でいたいのか（二人とも独占しあう関係でありながら、距離があり、それぞれ自分のスペースをもち、電話でちょくちょく話し合い、週末と休暇は一緒に過ごす）も書いてあった。「これがどういうことかわかるでしょ、先生？」と彼は物憂げに語った。「そう、まったくダーリーンのことなんです」

この話の教訓は、さしでがましく患者の代わりに決断したりしないよう気をつけろ、ということである。それは絶対に得策ではない。この寸描にあるように、未来を占う水晶玉がないだけでなく、私たちは不確かなデータでしか仕事ができないのだ。患者から提供される情報は、変形されているだけでなく、時間がたつにつれ、セラピストとの関係が変わるにつれて変化するのである。新たな予期していなかった要素が出てくるのは避けられない。この場合もそうだが、患者の提供する情報が特定の行動をとることを強く裏づけているように見えたなら、その人は何らかの理由で、そういう行動をする決断を支持してほしいのである。たとえその決断が最良のものであってもなくてもそうなのだ。

患者が配偶者の過失を言いたてることに対しては、私はとくに懐疑的になってきている。実際にその配偶者と会ってみると、目の前にいる人と何ヶ月も聞かされていた人との落差にびっくりする経験を何回もしているのだ。通常、結婚の不具合を語るなかで割愛されるのは、その経過中に患者が果たした役割である。

私たちはもっと信頼できるデータを当てにしたほうがずっといい。患者の偏見のフィルターを通したデータではなく、もっと客観的な観察のためには、特別役に立つ情報源が二つある。カップルセッションでは、セラピストはその場で二人の相互関係を見ることができる。もうひとつ、「今‐ここ」のセラピー関係に焦点を合わせると、セラピストは患者が人間関係にどのような役割を果たしているのかを見ることができるのだ。

警告がひとつある。患者が他の人に虐待されている可能性が非常に強く、そして決定的な行動を取る必要がはっきりしている場合、セラピストはもてる影響力のすべてを使ってひとつの決断へと導く責任がある。もし身体的に暴力を受けていることが明白な女性の場合であれば、彼女がまた殴打されるであろう環境に戻ろうとするのを、私はできるかぎりのことをして思いとどまらせる。それが、この章のタイトルを「ほぼ絶対に」とした理由である。

48 決断～実存の基盤に至る王道

患者を失おうと思ったら、さしでがましく患者に代わって決断するのはいい方法だ。自分が遂行できない課題を与えられた患者は不幸である。彼らがコントロールされたと言って怒ろうと、無力感を感じようと、セラピストをがっかりさせるだろうと思って震え上がろうと、結果はたいてい同じである――彼らはセラピーを中断してしまう。

患者の代わりに判断をしないということには、技法的なエラーになってしまうということより、もっと差し迫った理由がある。決断のジレンマを扱うにはもっといい方法があるのだ。人にとって決断するということは、豊かな実存の領域への「via regia」、つまり王道なのである。実存の領域とは、自由、責任、選択、後悔、願い、意志の領域なのである。表面的な先走ったアドバイスでよしとしてしまうと、それは患者からそのような領域を探求するチャンスを取り上げてしまう。

なぜかといえば、決断のジレンマは自由のもたらす不安に点火するので、多くの人は積極的な決断を免れるためには何でもする。一部の患者が決断から解放される道を探し、狡猾な手を用いて無用心なセラピストを丸め込み、自分から決断の重荷を取り除こうとする理由がそこにある。

あるいは、彼らは自分の人生のなかの他人に無理やり自分のために決断させようとする。どのセラピストも、パートナーが別れを選ばざるをえないほど相手を虐待した患者と面接をしたことがあると思う。他に、相手が何かあからさまなルール違反をしてくれることを望む人もいる。たとえば、ある患者は非常に破滅的な関係にはまっていたのだが、こう言ったことがある。「わたしはこの関係を終りにできない。でも、彼が他の女とベッドにいるところを捕まえられたらと思うんです。そうすれば、彼と別れることができるわ」

セラピーの最初のステップのひとつだが、私は患者が自分の行動に責任を負えるように援助する。たとえ決断をしないとしても、人に決断してもらったとしても、それが決断なのだということを理解してもらう。患者がこの前提を受けいれ、自分の行動を認めることができたら、私はいろいろなやり方で、セラピーの鍵になる質問を投げかける。「あなたはその決断に満足していますか？」（決断の種類と決断したときの彼らのやり方に満足しているか）。

たとえば、浮気して妻と距離ができ、あまりひどい扱い方をするので彼でなく彼女のほうが結婚生活を終わりにする決断をした、そんな既婚の男性がいるとしよう。私は、彼が自分が決断したことを認めようとしないパターン、結果的に彼の気持ちとしては自分は外的事情に支配されているということになってしまうパターンを明らかにして、セラピーを進めていく。彼が自分の働きかけを否認するかぎり、彼の注意は彼自身でなく彼の環境を変えることに向けられるだろうから、本当の変化は起こりそうにない。

この患者が、結婚を終結させた自分の責任に気づき、それを選んだのが自分だと自覚したとき、私は彼が自分の決断にどれほど満足しているかに注意を転じさせる。彼は自分の配偶者にとって、子どもたちの母親にとって、長年の間誠実な夫だっただろうか？　彼はこのことについて、将来どんな後悔を抱くだろうか？　将来、自分にどの程度誇りをもてるだろうか？

49 決断への抵抗に焦点を合わせる

なぜ決断するのはむずかしいのだろうか？　ジョン・ガードナーの小説『グレンデル』*Grendel* では、主人公は人生の謎に困惑し、賢い司祭に相談するのだが、この司祭は二つのシンプルなフレーズで恐ろしいことを口にした。「すべては消えて行き、選択の余地はない」「選択の余地はない」というコンセプトは、無数の決断困難の核心にあるものだ。「イエス」の裏には必ず「ノー」がある。決断は、断念を伴うために高くつくものである。この現象は、どの時代にも偉大な頭脳を引きつけてきた。アリストテレスは、二つの同じくらい魅力的な食べもののかけらを選べない空腹な犬のたとえを使った。中世の学者たちは、ビュリダンのロバのことを書いたが、それは二つの同じくらい良い匂いの干草の束の間で迷って、飢え死にするロバの話だった。

42章で、私は死を境界的経験と言い、そこでは個々人が日常的状態から存在論的状態（存在というものを自覚する存在状態になること）に移行することが可能になり、変化というものがもっとたやすくなると述べた。決断はまた別の境界的経験である。決断は、私たちがどの程度自分を創り上げようとするのかということに直面させるが、しかしまた、可能性の限界にも直面させる。決断することは、私たちを他の可能性から切り離す。ある女性を選ぶ、ある仕事を選ぶ、ある学校を選ぶ、それは他の可能性を切り捨てるということである。私たちが自分の限界に直面すればするほど、私たちは自分が特別だという個人的神話や限りない可能性や、自分の不滅性を捨てなくてはならないし、生物学的な運命の法則から逃れることをあきらめなくてはならない。

ハイデッガーは死を「これ以上の可能性の不可能」と言ったが、それは上述のような理由からである。決断への道は険しい。なぜかといえばそれは、有限性と根拠のなさという領域に私たちを導くからだ。そこは、不安に浸された領域である。すべては消えて行き、選択の余地はない。

50 助言によって自覚を促す

患者の決断のジレンマを扱うとき、私たちはまず最初に彼らが責任を引き受けられるように援助し、また深いところにある選択への抵抗を明らかにするのだが、どのセラピストも、セラピーを促進する他のたくさんの技法を使う。

私はときどき、助言をしたり、何らかの行動をするように指示したりすることがある。それは、患者の判断を侵害するためではなく、固定化してしまった考え方や行動パターンを揺り動かすためのものなのである。例を挙げると、マイクは三十四歳の科学者で、今度の出張の途中で両親のところへ寄るべきかどうかで悩んでいた。ここ数年間、そうやって家に寄ると必ず、荒くれ者のブルーカラーの父と大喧嘩をするのだった。父は、彼を空港に迎えに行かなくてはならないことに怒り、レンタカーの手配をしていないと彼を叱りつけるのだった。

前回の旅のときも空港でとげとげしい状況になったので、滞在を短くして、父とはそれ以上しゃべらず、帰途についたのだった。しかし彼は、母とは会いたかったのだ。母は、彼が父のことを粗野で無神経なしみったれだと言うと、それに同意してくれていた。

私はマイクに、ぜひ両親の家を訪ねるようになさい、でもお父さんにはレンタカーを借りて行くからと言いなさいと伝えた。マイクは私のアドバイスにショックを受けたようだった。父はいつも彼を空港に出迎える——それが父の役割だった。たぶん、彼の父は必要とされなくなって傷つくだろう。おまけになぜお金を無駄にしなくてはならないのだろう？　いったん両親の家に着いてしまったら、レンタカーなど必要なくなるのだ。一日か二日、運転せず置いておくだけで、なぜお金を払わなくてはならないのだろう？

私は、彼の研究者としての給料が、父親の給料の二倍以上だということを指摘した。そして、もし父親が傷つくことを心配しているのなら、なぜ父親と電話でおだやかに話して、彼がレンタカーを借りる判断をした理由を説明してあげないのか、と言った。

「父と電話で話す？　不可能です。父とは電話で話したことなどないんです。電話するときには母としか話さないんです」と彼は言った。

私は思いをめぐらせて言った。

「たくさんルールがあるんですね。家族の固いルールというわけです。あなたはお父さんとのことを変えたいとおっしゃいましたね？　そうするためには、家族のルールを少し変える必要が出てくるかもしれない。何でもとりあげて話し合いをするとしたら、そのリスクは何でしょう？　電話でもいいし、面と向かってでもいい、あるいは手紙でもいいんです」

彼は結局、私の勧めに従った。そして彼独自のやり方、自分の声で、父との関係を変えることに取り組み始めたのである。家族システムの一部が変わると、つねに他の部分にも影響が及ぶ。彼の場合、何週間かの間、母が父と入れ替わって家の大きな問題となった。結局、それも解決した。家族は徐々に一体となっていった。そしてマイクは、父と自分との間に遠い距離ができたことに自分自身がどういう役割を果たしていたか、鋭く自覚することとなった。

もう一人の患者、ジャレッドは、グリーンカードを更新するのに必要な手続きができないでいた。私は、彼のこの「遅れ」に豊かな力動的なテーマが潜在しており、それは探求されるのを待っているだろうと思っていた。もし彼がすぐに行動しなければ、彼はこの国を追われるわけだし、有望な研究事業や芽生えつつあるロマンチックな関係だけでなく、セラピーも捨てなくてはならないのだから。グリーンカードの申請ができるように手伝ってほしいですか、と私は尋ねた。

彼は「はい」と答え、私たちは行動のスケジュールとやり方を一緒に計画した。二四時間以内に、前の担当教授と雇い主へ人物証明書を依頼し、その手紙のコピーを私にEメールしてくれると彼は約束した。そして七日後の次のセラピーのときに、自分の申請書を完成してオフィスに持ってくることも約束した。

この介入は、グリーンカードの危機を解決するに十分だったし、その後にこの「遅れ」の意味や、彼がこの介入をどう感じたか、私に役目を代わってほしいという彼の願い、自分を見ていて援助してほしいという彼の必要性などに目を向けるのに有効だった。

もうひとつの例は、ジェイに関したことだ。彼はメグとの関係を清算したいと願っていた。メグとはこの七年間、近い関係にあった。彼女は妻の親友で、妻が病で死んでゆくときに世話をしてくれ、彼が恐ろしい喪失の三年間を過ごしたときに支えてくれた人だった。彼はメグにしがみつき、その期間をメグと同居して過ごした。しかし悲しみから立ち直ると、彼は二人の性格が合わないことに気がついた。そして決断できない悲痛な期間をもう一年過ごしたのち、ついに彼女に別居してくれないかと申し出たのである。

彼はメグを妻としては望まなかったが、彼女に非常に感謝しているので、自分の所有しているビルのなかの部屋を賃貸料なしで提供した。その後、ジェイは女性たちと短い期間の関係をもった。その関係が終るといつも、彼はその孤独感に苦悩するあまり、またメグのところへ戻り、次のもっとふさわしい女性が現れるまでメグといるのだった。そういうことをしている間じゅう、ジェイはメグに、結局二人はまたカップルに戻るかもしれないというサインを与え続ける。そしてメグも、自分の人生を宙ぶらりんのままにして、彼のために永久に待ちつづける状態にとどまるのである。

メグに対する彼の不誠実な行動が、彼女を立ち往生させている原因になっているだけでなく、彼の軽度の発声困難にも罪悪感にも影響していると私は伝えた。ジェイはメグに不誠実なことはしていないと否定し、ただでマンションを提供するという贈り物をしていることを引き合いに出した。もし彼が本当にメグに気前よくしたいのであれば、なぜ彼女をしばらないもっと別のやり方をしないのかと、私は指摘した。たとえば、彼女に無条件で現金を与えるとか、マンションの譲渡証書を渡すとかである。このような直面化のセッションが何回か続いて、彼は自分が利己的に彼女を引き止めていたと、自分でも認めた。彼はメグに宙ぶらりんでいてほしかったのである。自分を支えるものとして、孤独なときの保険としてである。

このそれぞれの例では、私が与えた助言は、それで完結するものではなく、探究を促進させるものである。探究は家族のシステムのなかにあるルール、遅れることの意味と利益、そして依存への欲求、不誠実さの特質とその帰結に向けられた。

助言はその個別の内容よりも、それを与えるプロセスのほうが効果的な場合がしばしばある。たとえば、ある医師は、麻痺したような遅延状態について相談にきていた。彼は、病院で自分のカルテが完成できないために深刻な問題を起していた。そして彼のオフィスは、数百ものカルテの山となるのだった。

私は彼を動かそうとあらゆることをしてみた。彼のオフィスに出向き、その課題の膨大さを査定した。彼の口述記録技術について何かアドバイスをしようと、私のオフィスにカルテと口述録音機を持ってくるように言った。私たちは、毎週の口述スケジュールを組み立て、彼がきちんと守っているか確かめるために電話をすることもした。

上記の具体的な介入のどれも功を奏さなかった。しかしそれにもかかわらず、この過程で彼は動いた――つまり、私が自分のオフィスから外に出てまで彼を助けようとした、そのことによってである。結局、それに続いて私たちの関係が良くなることで、それは治療的成果をもたらした。彼は、その未処理の仕事を片づける独自の方法を編み出したのである。

51 決断を促す他の工夫

他のセラピストも同じだと思うが、私には患者を動かすお気に入りの技法がある。長い間の経験で培ったものだ。変えることができない過去の出来事に基づく抵抗の馬鹿らしさを強調することが、非常に役に立つことがある。抵抗の強い患者のセラピーをしたときのことだ。彼は人生で立ち往生しており、数十年以上前に起こった出来事のために母を責め続けていた。私は、こんなフレーズを何回か繰り返して言ってもらって、彼の態度が馬鹿げていることを理解してもらえるように援助した。「お母さん、八歳のときとは違うふうに扱ってもらわないかぎり、わたしは変わりません」。何回も、そして何年間も、私はこのやり方（言葉を変えたり、もちろん患者のそのときの状態に合わせて）をうまく使った。あるいはただ単純に、もっといい過去をもつという目標は、遅かれ早かれ断念せざるをえないものと気づいてもらうだけにする。

自分が何をしたいのかわからないから行動できないと言う患者もいる。そういうときには、彼らが自分の希望を見つけたり経験したりできるように援助する。これは骨の折れる仕事で、多くのセラピストたちはついには疲れ果て、叫びたくなるのだ。「あなたは、何かを欲しがったことがないんですか？」カレン・ホーナイは、たぶん怒りにかられてだろうが、ときどきこう言っている。「あなたは、今まで何が欲しいか自分に聞いてみようと思ったことはないのですか？」求める権利が自分にはないと感じるのだという人がいる。また、願うことを断念して、喪失の痛みを避けたい（「もし何も願わなかったら、二度と失望することはない」）という人もいる。まわりの大人たちが自分の願いをかなえてくれると期待して、自分の欲求を経験しなかったり表現しなかったりする人たちもいる。

時として人は、失ってはじめてそれが欲しかったのだと認識できることがある。他の人に向ける感情が混乱している人には、その相手が別れを告げてきたと想定し、電話の会話をイメージしてみる（あるいはロールプレイしてみる）と、非常に効果的な場合があるように思う。そのとき、彼らは何を感じるのか？　悲しい？辛い？　ホッとする？　喜ぶ？　これらの感情に、彼らのこれからの行動や判断を示唆させる方法を、あなたは見つけられるだろうか？

カミュの『転落』は、いつも私の心に深く響くのだが、私はこの一節を引用して判断のジレンマに陥っている患者に刺激を与えることもある。「信じてください。一番あきらめきれないものは、結局のところ、その人が本当はまったく欲しくもないものなのです」

私は、患者が自身をもっと客観的に見られるように援助する方法をいろいろと試みる。スーパーバイザーのルイス・ヒルから学んだ、視点を変える方策が役に立つときがある。患者に、私の相談相手になってくれるよう協力を求めるのだ。こんなふうに――。


「メアリー、わたしは一人の患者さんにてこずっていて、そのことで相談したいんです。たぶんあなたなら、とてもいい助言をしてくれると思います。わたしは今、知的で繊細で魅力的な四十五歳の女性のセラピーをしていますが、その人は本当にひどい結婚生活をしていると言うのです。娘さんが大学に行っていた数年の間、夫を残して出ていこうと計画していたこともあります。そういう時期があったのですが、それも過ぎてしまって、そんなに不幸なのにもかかわらず、彼女はまだ同じ状況にいます。夫は愛情がなくて、言葉の暴力もあるそうですが、カップルセラピーに行く提案もしない。別れると決めているので、彼がカップルセラピーで変化したら別れるのはむずかしくなると思うからです。けれど、娘さんが家を出て五年にもなるのに、彼女はまだそこにいて状況は変わっていない。カップルセラピーを始めるつもりもないし、出ていくつもりもない。彼女はたった一回の人生を、彼を罰するためにだけ使って無駄にしているのではないでしょうか。夫のほうが何か動いてくれればと、彼女は言うのです。つまり、ベッドで彼が他の女性と一緒にいる（あるいは男性と――そういう疑いもあるそうです）ところを捕まえられたら別れられるだろうと、それを願っているそうです」

もちろんメアリーには、その患者が彼女自身だとすぐにわかる。第三者の声で距離のあるところから自分のことを語られると、自分の状況をより客観的に見ることができるようになる場合がある。

52　セラピーを切れめのないセッションに

もうずいぶん以前のことになるが、私は二年間ほどロロ・メイのセラピーを受けていた。彼は、カリフォルニアのチブロンに住んでそこで仕事をしていた。私はパロ・アルトにいて、セラピーに行くには車で一時間一五分かかった。前回のセッションの録音を聞くのに、この運転の時間を利用しようと私は思った。ロロはテープ録音を許可してくれていて、それを聞くことがセラピーの質を素晴らしく良くすることがほどなくわかってきた。前回のセッションで出てきた重要なテーマにすぐにとりかかれて、より深いワークができるためだった。これがとても役に立ったので、それからは、私のところにくるまで長時間かかる人には、いつもセッションを録音してあげるようにした。時には近くに住んでいる人でも、前のセッションを思い出すのが特別むずかしい人には同じようにした——そういう人たちはたぶん、情緒的に非常に不安定だったり、短期間の解離エピソードがあるのだと思う。

この独特の技法は、セラピーの重要な側面を明らかにしている——すなわち、毎回のセラピーが、ひとつの連続したセッションに限りなく近づくように進めていければ、最も効果的なものになるのだ。セラピーの時間が前と今回とではまったく連続していないようになってしまうのは、とても効果がそがれることである。各々のセラピーの時間を今週起こった危機を解決するために使ってしまうのは、とくに非能率的なやり方だ。私がこの分野で仕事を始めた頃、スタンフォード大学の精神医学科教授だったデビッド・ハンバーグが、精神療法（サイコセラピー）のことを冗談めかして「円環療法（サイクロセラピー）」だと言った。確かに、私たちは連続的に「徹底操作」に携っているわけなので、この見方には言いえて妙なところがあった。私たちが新しいテーマでセッションを始め、そのテーマにしばらく取り組む。それから他の問題に移る。しかし常に繰り返し、同じテーマに戻ってくるが、そのたびごとに探究は深まってくる。この精神療法の円環的プロセスは、自動車のタイヤ交換と比較されることがある。私たちはボルトにナットを入れ、それぞれを交互に締めてまた最初に戻る。そのプロセスを繰り返して、タイヤが最適な位置にくるまで繰り返すのである。

私のほうからセッションの口火を切ることはめったにない。たいていのセラピストはそうだが、私は患者のほうから口火を切るのを待つことにしている。私は彼らの「緊急なこと」（メラニー・クラインが言っているように）を知りたいのだ。しかし、もし私がセッションの口火を切る側になったとしても、それは必ず前回のセッションについて振り返ることになる。したがって、特別に重要だったり、あるいは感情が揺り動かされたセッション、あるいは途中で切り上げてしまったセッションがあったとしたら、私はこんなふうに話を切り出す。「先週は、たくさん重要なことを話しましたね。あなたがどんなふうに感じながら家に帰ったのだろうと考えていたんですよ」

もちろん私の意図は、このセッションを前回のものとつなげることにある。私が治療グループのために前回のまとめを作って、それを次の集まりの前までにグループメンバーに郵送するのも、まったく同じ目的のためである。時として、次の会合は、そのまとめに異議を唱える参加者の発言で始まることがある。彼らの発言は、自分は前回のことを違うふうに見ていたとか、今はセラピストとは違うふうに解釈しているとかいうことである。こういう異議は願ってもないことだ。それがセッションの継続性を高めるからである。

53 セッションごとに記録をつける

セラピストがセラピー過程の歴史家であり、またセラピーの連続性に注意を払っているなら、必ずやその年代記をつけなくてはならないだろう。今日、管理医療と告訴の脅威という二つの災厄が精神療法の構造を脅かしている。しかし、それは私たちにひとつポジティブな贈り物をしてくれた。これがあるために、セラピストがきちんと記録をつけるようになったのである。

はるかな昔の書記の方法としては、私は通常口述し、それを文字に起こし、それぞれのセッションの詳細なまとめをした（この本や他の本の内容のほとんどはそれらの記録からの引用である）ものである。今では、セッションの時間のすぐあとに、ほんの数分コンピュータに向かい、そのセッションで話し合われた重要なことや、そのときの私の感情、その時間で終わらなかった課題を記録する。そして次のセッションの前に、必ず数分とってそのノートを読み返すことができるように、自分のスケジュールをアレンジしている。もし何も特筆すべきことがなかったセッションだと思ったら、それ自体が大切なデータである。きっとそれは、セラピーが停滞していて、私と患者とが新しい地平を切り開けないことを表わしているのだろう。患者と一週間に何回も会っているセラピストもたくさんいると思うが、そういう人たちはセッションが生き生きと心に残っているので、詳細なノートはあまり必要ないだろう。

54 自己観察を勧めなさい

セラピーという冒険は、自己探究の訓練である。私は患者たちに、どんな機会でもいいから、その探究を研ぎ澄ますものであれば利用するように勧めている。社交的な集まりに行くと、いつも不安な思いをするという患者が、大きなパーティーの招待状をもらったと報告してきたら、私はいつもこう答える。「素晴らしい！あなた自身を知る絶好の機会じゃないですか。ただ、今回は自分のことを観察してみてください。それから、あとで簡単にメモしておくことを忘れないように。次のセッションで話し合うことができますから」

両親の家を訪ねることは、とくにいい情報源となる。私の勧めもあって、たくさんの患者たちが、以前よりもっとずっと兄弟たちと深く長い会話をするようになっている。そして、どんな形のものでも通常、同窓会はデータの宝庫である。つまり、古い人間関係を再訪するという機会である。また、私は患者たちに、自分が他の人たちからどんなふうに思われていたか、また、今思われているかをフィードバックしてもらうようにしなさいと言う。一人の年老いた男性は、小学五年生のときの級友に再会し、彼女の思い出のなかの彼は「真っ黒な髪で、お茶目な笑い顔をしたきれいな男の子だった」と言ってくれたとき、それを聞いて泣いてしまったという。彼は、いつも自分のことを不器量で不恰好だと思っていたのだ。誰でもいいから、そのとき誰かが彼は美しかったと言ってくれたら、それだけで自分の人生全体はすっかり変わっただろうと信じていたのだ。

55　患者が泣くとき

友人が目の前で泣いたら、あなたはどうするだろう？　普通、慰めようとするだろう。「そうだよね、そう、そう」と慰めるように言ったり、抱いてあげたり、急いでティッシュを取ってあげたり、あるいは友人がわれにかえって泣きやむにはどうしたらいいか考えるだろう。しかし、セラピーという状況では、慰め以上のものが必要となる。

なぜかといえば、泣くことはしばしばもっと深い感情の部屋の入口を示していることがあって、セラピストの仕事は、礼儀正しくやさしく患者が泣きやむ手助けをするというものではないからだ。むしろまったく正反対である――あなたはもっと深いところに飛びこんでいくよう、患者に働きかけたいと思うかもしれない。ただ、彼らの思いをシェアしてほしいと促すかもしれない。「そこから出ようとはしないでください。そのままにして。話し続けてください。あなたの感情を言葉にしてみてください」。あるいは、私もよく使うこんな質問をするかもしれない。「もしあなたの涙に声があるとしたら、何て言っているんでしょうね？」

精神療法とは、情動の表出と情動の分析とが交互に連続して進行することと見なされるかもしれない。別の言葉で言えば、セラピストは感情を出すことを奨励し、しかしその後いつも出されたその感情を考えてみるというふうに続けるのである。この連続はグループセラピーでもっとはっきりわかる。なぜかといえば、こういう強い感情はグループという環境のなかで喚起されるからである。しかし個人セラピーのなかでは、とくに「泣く」という行為で、それがはっきりしてくる。そのようなわけで、もし患者が泣いたら、私はまず最初に、患者にその涙の内容と意味とに入っていくように言い、そして後には、泣いたというその行為を必ず分析してもらう。とくにそれが「今-ここ」に関連することである場合は。それで、私はごく普通に泣いたときの感じを訊ねるだけでなく、とりわけ私の目の前で泣くのはどんな感じだろうかと訊ねる。

56 患者と患者との間に時間をとる

きっとあまりなじみのないテーマのこの章は、経済的な必要という急流に押し流され、セラピーをさっさと行っているたいていのセラピストに無視されると思うが、とにかく書いてみよう。

セッションとセッションの間に充分時間をとらないで、自分や患者を不当に扱ってはいけない。私はいつもセッションごとに詳細なノートをとり、そしてそのノートを見ずにその人のセッションを始めることは絶対にない。このノートにはたいてい、まだ終っていない作業を書き記してある。それは、もっと追求しなくてはならないテーマや話題、まだ充分話し合っていない患者と私との間にある感情などである。もしあなたが毎回のセッションに真剣に対処しているなら、患者もまたそうするだろう。

セラピストのなかには、スケジュールがタイトで、セッションの間に休みと呼べるような時間をとれない人がいる。私の見方では、たとえ一〇分の休みでも、もしその時間の大半が電話の返答に使われてしまったとしたら不充分である。私は一〇分以下の休みをとったことはなく、できればノートをとり、ノートを読み、患者と患者との間に一五分はかけて考える。一五分の休みというのはちょっと厄介である。患者の予約時間は、何時一〇分前とか何時一〇分とか、何だか変な時間になる。しかし、私の患者たちはみんな、これを普通だと思ってくれる。こうすると、セラピストの一日の時間は長くなり、収入は少なくなるかもしれない。しかしそうだとしても、そうする価値はある。リンカーンはこう言った。もし一本の木を切るのに八時間あるとしたら、自分はそのうちの数時間を斧を研ぐために使うだろうと。あせり過ぎて斧が研げない樵にはならないように。

57 あなたのジレンマをオープンにしなさい

私が立ち往生し、患者にどう答えていいかわからなくなるときはたいてい、二つかそれ以上の競合する考えにはさまれてしまっているときである。そういうジレンマをオープンに表現しても、事態が悪くなることはほとんどないと私は思っている。以下に例を挙げよう。

「テッド、ちょっと口をはさんでいいですか。わたしは今日、二つのまったく違う感覚に板ばさみになっているんです。片方では、あなたと上司との葛藤の歴史は重要だとわかっているし、それに、わたしがときどき口をはさむとあなたが傷つくこともわかっているんです。けれどもう一方で、わたしは今日、あなたが何かとても重要なことを避けているという感じが強くするんです」

「メアリー、あなたは、わたしがあなたに対して充分誠実かどうか信じられないとおっしゃいました。わたしがあまりに如才なくて、あなたに気を遣いすぎるからということですね。おっしゃっていることは正しいと思います。わたしは確かに遠慮がちです。わたしはときどきジレンマに陥るのです。一方では、あなたに対してもっと自然でいたいと思うのです。しかし他方では、あなたがとても傷つきやすくて、だからわたしのコメントがとほうもなく大きく作用してしまうような気がするのです。それで、わたしは自分の言葉にとてもとても気をつけなくてはならないと感じるのです」

「ピート、わたしはジレンマを感じています。あなたが、エリーのことをテーマにわたしと話したいのはわかっています。あなたの強い思いがわかるので、フラストレーションを感じさせたくないのです。けれど一方であなたは、彼女との関係は何の意味もない、自分にふさわしくない、結局ダメになるとわかっているとおっしゃる。わたしたちはエリーのことより深く、あるいは遠くに行って、あなたのものすごいのぼせ上がりに火をつけているものをもっと理解しなくてはならないような気がします。エリーとの関係をあなたが細かく描写して、最近はそれでずいぶん時間を使ったので、もっと深く探る時間はほとんどなかったですね。エリーのことを話す時間を制限したいと思うのですが、どうですか……一回のセッションで一〇分というように」

「マイク、わたしは別にあなたの質問を避けたりしたくはないです。あなたが個人的な質問をすると、わたしが答えをそらすと感じていらっしゃるのですね。そんなことはしたくありませんし、あなたの質問のところへ戻ってくるとお約束します。けれど、まずあなたの質問の背景にある理由をひととおり見てからのほうが、このセラピーを進めていくうえではずっといいのではないかと感じるのです」

これが最後の例。スーザンは、夫と離婚しかけているとき、私のセラピーを受けにきた。とても実りの多い数ヶ月のセラピーで、彼女は元気になり、夫との関係も良くなった。あるセッションで、彼女は最近夫とベッドインしていた最中に交わした会話を語った。そのとき彼女は、私のコメントを真似して（もちろん歪曲してだが）、夫と二人、抱腹絶倒した。二人で私を笑い者にして、夫婦の仲はますます近づいたわけである。

どんなふうに答えたらいいのだろう？　いろいろな選択肢があったと思う。まず、この出来事は、夫のことを彼女がどれだけ親しく感じているかを示している。長い間のうちで、たぶんこの何年間のことから考えると、最も近い関係になっている。セラピーで、私たちはこのゴールに向かって一生懸命がんばったのだから、彼女の進歩を喜び、それを表現することもできたと思う。あるいは、私の発言を歪曲して彼に伝えたことを指摘できたかもしれない。あるいは、彼女が三角形の関係を通常どう使っているかコメントすることもできたと思う。彼女は、三人の関係が非常に不安定になるパターンを作り上げていて、エディプス的三角関係もそのなかに入る。彼女は、彼女・夫・息子、彼女・二人の友人、そして今は、彼女・夫・私である。しかし、そのとき私が何よりも強く感じたのは、彼女が私に誠実でなかったし、それが不愉快だということだった。たしかに彼女は私に感謝してくれているし、好感を抱いてくれるのは知っていたが、それにもかかわらず、彼女は夫ともっと近づくために、私との関係を軽視したのである。しかし、この感情は正当だろうか？　プロとしてセラピストは患者に最善をつくすべきなのに、個人的な立腹が邪魔をしていないだろうか？

結局、私はこういう感情をすべて開示し、開示することへのジレンマも彼女に打ち明けることに決めた。そして、私がこれを開示したことで、いくつか大切な問題をめぐって実り多いディスカッションをすることができたのだ。彼女は、私たちの三角形は縮図であって、ほかの友人たちもきっと私と同じような感情を経験しているにちがいないとすぐに把握した。そう、夫は、私の存在に脅かされるような感じをもっており、だから彼女は、私をあざ笑うことで夫のご機嫌をとったのである。けれど、彼女が無意識のうちに彼の競争心をあおったのも事実ではないだろうか？　では、彼女が本当の安心感を夫に与え、同時に私との関係にも誠実でいられるような他の方法はなかったのだろうか？　私が自分の感情に声を与えたことで、片方の人のためにもう一方に恥をかかせるという、彼女の固定化した不適応パターンへの問いが引き出されたのである。

58　家庭を訪問する

私は、患者の家庭を訪問したことが何回かある。何回かというのは、少なすぎたかもしれない。というのも、例外なく各々の訪問が非常に有益だったからである。訪問するたびに、そうでもしなければわからなかっただろう、患者のいろいろな面がわかった。彼らの趣味、彼らの仕事の煩わしさ、美的センス（家具調度、装飾や、手芸品などに現れている）、余暇の過ごし方や、家にどんな本や雑誌があるか等である。ある患者は友人の少なさを嘆いていたが、家は散らかっていて、訪問者の感性への気配りが感じられなかった。若く魅力的で身なりのきちんとしたある女性は、男性といい関係が築けないと悩んで相談にきていたが、身の回りのものにほとんど気を遣っていなかった――シミだらけのカーペット、古い手紙を入れた一ダース余りの段ボール箱、ボロボロの家具――男性の訪問者が気をそがれても当然と私には思えた。

また別の患者の家庭を訪問したとき、彼女が一二匹もの猫を飼っていることが初めてわかった。そして、家は猫のおしっこの匂いがプンプンしていて、けっしてここで人をもてなすことはできないだろうということもわかった。無愛想で、鈍感な感じのある男性の家を訪問したとき、驚いたことに、家の壁には優美な中国の風景画と書とが一面に飾ってあった。

家を訪問する前のディスカッションは、とくに実り多いものになることがある。こういう開示に対して、患者の不安がつのってくるかもしれない。ハウスクリーニングをしたほうがいいのか、それとも普段のままにしておいたほうがいいのか。ある患者はとても不安になって、私が訪問することにしばらく抵抗していた。そして私がそのアパートに行ったとき、以前の恋人の思い出で埋めつくされた壁を私に見せて、彼女はかなり恥じらっていた。そこには、カーニバルの人形、オペラのチケットの半券、タヒチやアカプルコでのスナップ写真が貼ってあった。なぜ彼女が恥じらったのか？　彼女には、私に自分の知的側面を認めてほしいという強い欲求があったので、過去にとらわれている側面を見られるのが恥ずかしかったのだ。過去の愛にいつまでも浸っているのは馬鹿げているとわかっていながら、自分で自分を閉じ込めているのを私が知ったら、失望されるだろうと感じていたのである。

死別の深い悲しみを抱いたある男性は、妻の身の回りの物や写真が目につくとよく語っていたので、私は彼の家を訪問したいと提案した。そこで私は、彼の家が妻の記念の品物でいっぱいなのを見ることになる。たとえば、リビング中央には、妻がそこで死んだという古い色あせたソファがあったりした。壁は彼女の写真で埋め尽くされ、彼女の写真ばかりでなく、彼女が撮った写真もあった。本棚は彼女の本でいっぱいだった。一番重要だったのは、家のなかに彼のものがほとんどなかったことである。彼の趣味、彼の興味、彼の安らげるものがない！　この訪問はセラピーを進める過程で、意味深いものとなった。私が家を訪問するほどに彼を気にかけているということ、そして、それがその後のドラマチックな変化の先駆けとなり、彼は自分の家を変える手助けをしてほしいと私に申し出た。そして私たちは一緒になってまずスケジュールを作り、それから次々に家の模様替えを考えていった。そのいずれもが、彼のグリーフワークを促進し、グリーフワークの進み具合を反映することになったのだ。

しかし、まるで自分たちの生活が美しさや安らぎに値しないとでも考えているかのように、自分自身に無頓着な人たちもいる。ある患者は、驚いたことに、家の周りに何百もの古雑誌や電話帳を山と積んで貯めこんでいることがわかった。それは、そこに行ってみなければわからないことだった。私の教え子の患者は、同じようにものを貯めこむ人だったが、二年間のセラピーのあとやっとセラピストが訪問することに同意して、こう言った。「悲鳴を上げたりしないと約束してくださいね」。このコメントは、訪問を許可したこと自体、彼女が真に変化するプロセスに乗り出した証拠なのだと示唆している。

家を訪問するというのは、特記すべき出来事である。私はなりたてのセラピストに、軽々しくこのようなステップを始めなさいと言っているわけではない。まず境界線が築かれ、そしてそれが尊重されなくてはならない。しかし状況がそれを必要とするようになったら、私たちは臨機応変に、創造的に、自分の提供するセラピーを個性化するべきである。しかし他方では、一時はヘルスケアの分野で一般的だった家庭訪問が、なぜ今こんなにリスキーで大胆な行為になってしまったのだろうかと思う。しかし今、家族療法家が嚆矢となって、患者の家庭でセッションをしようとすることが多くなってきているが、その変化を私はとてもうれしく思っている。

59 説明を真面目に取りすぎないこと

前にも書いたが、患者と私がセラピーをそれぞれどう見たか記録するという試みをして学んだのは、二人がその経過をまったく違う面から思い出し、評価していることだった。私は自分の知的解釈を重視していたのに、患者はそういうことにはあまり影響を受けていない。その代わり、彼女は私たちの関係性にまつわる小さな行動を重視していた。精神療法を体験的に書いた本は、たいてい同様の食い違いに言及している。セラピストは患者が考えるより、はるかに解釈や洞察を重視している。私たちセラピストは、知的宝探しの内容をおおげさに評価し過ぎる。それは精神療法が誕生する頃からのことだ。フロイトの、魅力的ではあるが方向を誤った二つの比喩が、スタートから私たちをつまずかせてしまったのだ。

まず最初の比喩は、セラピストを考古学者にたとえ、真実を発掘するためには埋もれた記憶から苦労して埃を払いのけるというものである。ここでいう真実とは、患者の幼少期に実際には何が起こったのか、原トラウマ、原光景、根源の出来事である。二つ目の比喩は、ジグソーパズルのたとえである。失われた最後の断片が見つかればパズル全体が解けるのだと、フロイトは示唆した。彼の症例記録のほとんどはまるで推理小説のようで、読者はすべての謎が解決される実りある結末を期待して、夢中で読み進めてしまう。

当然のことだが、知的探究の情熱は患者にも伝わっていて、私たちは自分の解釈に相手が「そうだったのか!」と反応するのを観察してしまったり、想像してしまったりするのである。ニーチェは言っている。「私たちは自分が素晴らしい考えを口に出したと思うと、会話している相手の顔にもそれに相応する表情を作り上げてしまうことすらあるのだ」。フロイトは、知的な探究への情熱を隠すこともなかった。フロイトはとくに鋭い解釈をすると、それを祝うために「勝利の葉巻」の箱に手を伸ばすのが癖だった。一人のみならず何人もの元患者がそう語っている。そして、大衆的メディアがセラピーに対するこの誤った見方を社会に提供し続けていた。ハリウッド映画は、精神療法家がたくさんの障害を乗り越え、試行錯誤を繰り返し、情欲と危険とを超克して、最終的には失地を回復し素晴らしく明快な洞察に行きつくというパターンを描いている。

　知的な探究が重要でないと言っているのではない。事実、それは重要である。しかし、普通に考えるような理由で重要なのではない。私たちは、絶対的な真実というもののもつ安心感を切望している。つまり私たちは、自分がたんに気まぐれな存在であるという惨めさに耐えきれないのである。ニーチェが言っているように、「真実というものは、ある『種』にとってはそれなしで生きられない幻想なのである」。私たちは、解決志向と形態を求める必要とが生まれつき備わっているという選ばれた存在なので、説明、何らかの説明が可能なはずだという信念にしがみつくのである。それがあれば、ものごとが耐えやすくなり、コントロールと支配の感覚が得られて、自分たちが選ばれた存在となるのだ。

　しかし重要なのは、発見された知的な宝の内容ではない。重要なのは、探索する作業なのである。それは手を携えて行う完全なセラピー作業であり、双方に何ものかを与えてくれる。患者は、人生のほんの些細なことにすら注意を払ってもらえる恩恵に浴し、セラピストは、人生の謎を解くというプロセスに夢中にさせてもらえる。セラピーというものの美しさは、変化に至る現実の因子——セラピー的関係——が芽生える間、患者とセラピストが固く結びついていることなのである。

　実際問題としては、「知的な試み」と「セラピスト–患者関係」との関連は、非常に複雑である。セラピストが患者の過去と現在、その人生を知っていくにつれ、彼はもっと深く患者のなかに入りこみ、もっと近い、共感的な目撃者となっていく。さらに言えば、たくさんの解釈が患者–セラピスト関係を良い方向にもっていく

——セラピストたちは、彼らと患者との間の真の出会いを妨害する障害物を明らかにし、解明することに、繰り返し焦点を合わせるのだ。

最も根本的なレベルで、洞察が変化とどう関係するかは謎のままである。私たちは、洞察が変化を導くのだと当然のように考えているが、けっしてそういう順番が経験的に確立されているわけではない。実際には、この順番が逆だという可能性を提起した経験豊かな、思慮深い分析家たちもいる——つまり、洞察は変化の前ではなく、変化の次にくるのだという。

そして最後に、ニーチェの金言を心にとめておいてほしい。「真理などどこにもない。ただ解釈があるのみである」。したがって、たとえもし私たちが優美にまとめた並外れた洞察を提示したとしても、それはひとつの構図、ひとつの説明であり、「唯一の説明」でないことを自覚しなくてはいけない。

ある一人の絶望した未亡人のことを考えてみよう。彼女は、つれあいもなく一人でいるのに耐えられない。しかしそれにもかかわらず、可能性のある男性との関係はすぐ壊してしまうのだ。なぜ？　何ヶ月もの間、探索を重ねた結果、私たちはいくつかの説明に行きついた。

・彼女には自分が呪われているのではないかという不安があった。愛した男性はすべて不慮の死を遂げていたのだ。彼女は、相手の男性を自分の悪いカルマから守るために、親密になるのを避けていたのだ。
・彼女は男性が自分に近づきすぎるのを恐がっていた。そうなると相手は自分を見抜き、自分の根源的な悪、汚なさ、残忍な怒りを見つけてしまうからだ。
・もし他の人を愛することを本当に自分に許すのならば、夫が確かに死んだのだとついに認めることとなる。
・他の男性を愛するのは裏切りを犯すこととなる。つまり夫への愛情は、自分が思っていたほど深くなかったということになる。

・彼女はあまりにたくさんの人を失ったので、また誰かを失ったらもう生きていけない。男たちはあまりに儚い。人生で新しい男性とめぐりあうと必ず、その人の肌の下に頭骸骨が光っているのが見えてしまい、彼がすぐ骨と皮になるという想念に悩んでしまうのだ。

・彼女は自分の無力さに直面するのがたまらなくいやだ。夫が自分に対してひどく怒って、そのために衝撃を受けたことが何回もあった。彼女は、そういうことが二度と起こらないようにと決心し、もう自分に対してそのような支配を許さないことにした。

・一人の男性に決めるのは、他の男性の可能性をあきらめることである。彼女は自分の可能性を手放すのがいやなのだ。

このなかのどの説明が真実で、どれが正しいのだろうか？　このなかのひとつ？　それともいくつか？　すべて？　それぞれまったく別の構図を表わしている。説明システムと同じ数だけいくらでも説明がつく。その時点では、どれが決定的に重要なのか証明はできなかった。しかし説明を追い求めることで私たちは関わり続け、その関わりが結局は違いを生んだ。彼女は思いきって私と深く関わることを選んだが、私は尻込みしたりはしなかった。私は彼女の怒りによって破壊されはしなかったし、そのまま彼女の近くに留まり、彼女が絶望しきっているときに手を握ってあげた、そして私は生き続け、彼女の悪いカルマの犠牲にもならなかったのだ。

60 セラピーを促進する工夫

治療グループや個人的成長のためのグループが、何十年もの間使っているセラピーを促進したり「解凍」したりする技法がある。いくつか役に立つものがあるが、その一つに「トラスト・フォール」がある。これは、一人の目をつむったメンバーの周りにグループが輪になって、その人が後ろに倒れ、それをメンバーが支えるというものである。「トップ・シークレット」というエクササイズでは、メンバーのそれぞれが、まったく違いがない同じ形の紙に、自分が他人に明かすと危険と感じる大事な秘密（トップ・シークレット）を書くのである。その紙は配り直され、メンバーはそれぞれ他の誰かのトップ・シークレットを読み、自分がこんな秘密をもっていたらどういうふうに感じるかを話し合うのだ。また別の技法としては、前回の会合からある部分を選んでビデオで再現するのである。あるいは学生のグループでは、メンバーはグループリーダーの役を交代し、各々のやり方を批評しあうのである。あるいは最初の長い沈黙を破るため、メンバーがその沈黙の間に自由連想していたことを少し話してほしいとリーダーが言って、手早く発言を一周させることもある。

このような「解凍」や促しの技法は、エクササイズの第一段階でしかない。どの場合にも、グループのリーダーは必ず結果の感想を聞かなくてはならないし、エクササイズで出てきたデータがメンバーの収穫となるように援助する必要がある。さっきの例で言えば、信頼や共感、自己開示に対する彼らの姿勢などである。

私が使っている最もパワフルな介入は、（癌患者のグループや、あるいはもっとたくさん聴衆がいる教育的な場でも同じように使用する）「わたしは誰？」というエクササイズである。各メンバーに八枚の紙切れを渡し、「わたしは誰?」という問いの答えをそれぞれの紙に書いてもらう（きっとこんなふうに書く人がいるだろう。「妻」「女性」「キリスト教徒」「本の虫」「母」「医師」「スポーツマン」「性的存在」「経理職員」「芸術家」「娘」等々）。それからメンバーは八枚の紙切れを最も周辺的なものから、中心的なものへ（つまり自分の核に最も近いところ）という順番で並べていく。

その後、メンバーたちはその紙切れについて黙想するようにと言われる。まず最も周辺的なものから始め、そこに書いてある自分のアイデンティティから解き放たれたらどういうふうに感じるかを空想してみる。二分ごとの合図（柔らかなベルの音やチャイム）が次の紙に移るように促し、そしてベルが八回鳴り終って全部の紙片がすむと、今度はこの過程が逆に繰り返され、メンバーはそれぞれのアイデンティティをもう一度自分のものにしていく。エクササイズ後のディスカッション（他のものでもみな同じだが、ディスカッションはこのエクササイズに不可欠なことである）では、メンバーは、自分の心から出てきたことについて話し合う。たとえば、アイデンティティと自分の核心について、解放されることについて、死をめぐるファンタジーについて。

一般的に、セラピーを促進するこのような工夫は、個人セラピーではグループほど必要でなく、それほどは役に立たないと私は思っている。精神療法へのアプローチには、エクササイズを多く使用するものがいくつかある。ゲシュタルトセラピーなどがその例である。エクササイズは、うまく使えばセラピーを促進させる可能性がある。しかし、一部の若いセラピストたちがエクササイズの寄せ集めを作っておいて、セラピーがあまり活発でなくなるとそれに手を伸ばしてセラピーを飾りたてるという誤りをしていることも、また事実である。セラピーの場ではただ沈黙して座っていることもあり、沈黙のコミュニケーションというものがあり、ときには患者の思考が形になって表現されてくるのを黙って待つことがある。なりたてのセラピストはそれを学ばなくてはならない。

しかしながら、セラピストが各々の患者に合わせたセラピーを考え出さなくてはならないという言葉を踏まえると、個々の患者の必要性に見合うエクササイズを開発すべき時期があるだろう。

この本のほかの章でもこういう工夫をいくつか述べた。家庭を訪問する、ロールプレイをする、患者に自分の墓碑銘を書かせる等である。また、私は患者に古い家族写真を持ってきてもらうこともある。大切な昔の人々の面影を共有すると患者と結びついている感じが強くなるが、それだけではない。古い写真が、重要な過去の出来事とそれにまつわる感情を導く大きな触媒となるのである。場合によっては、手紙を書いてもらう（それは私とシェアするためのものであって、必ずしも郵送はしない）こともある。手紙は、その患者にとって大切な未了の仕事が残っている誰かに宛てるのである。宛先はたとえば、死んでしまった親、会えない親、前妻、子どもなどである。

私が一番よく使う技法は、軽いロールプレイである。たとえば、何かの問題について、患者が自分のパートナーに面と向かって話せないことがセラピーの話題になったとしよう。具体例で言うと、たとえばその女性が一週間ほど友人と休暇で海辺に行くのだが、自分が毎日瞑想や読書や思索やらのために一人の時間が必要なので、そのことが不安になっているとしよう。そういうとき私は、簡単なロールプレイをやってみようという。そのロールプレイでは、彼女は友人の役を、私は彼女の役をして、どうやったらそのような要求ができるかを実演してみる。また別の機会には、私はまったく反対をやってみることもある。私が相手の役をして、彼女が自分自身でどういうふうに言ったらいいのか練習してみるのである。

フリッツ・パールズのエンプティ・チェアの技法が役に立つこともある。強い自己卑下のインナー・ヴォイスをもった患者たちに、自分を裁き、自己批評をしている部分をエンプティ・チェアに置き、それに話しかけるように指示する。それから椅子を換え、批評的なコメントを自分自身に下す裁判官の役をしてみるのである。また強調するが、このような技法はそれ自体の結果が役に立つのではなく、次に続く探索のデータを生み出すのである。

61 人生のリハーサルとしてのセラピー

セラピーとはたんなる「金で買う友情」だと定義され批判されるのを聞くと、うんざりするセラピストは多いだろう。この表現にはわずかながら真実味もあるが、しかしうんざりするほどのことでもない。セラピスト-患者間の友情は、セラピーの過程で必要な状態である――必要ではあるが、それで充分なわけではない。精神療法は人生の代替物ではないが、人生のリハーサルのようなものである。言いかえれば、精神療法では近しい関係が必要だが、その関係そのものが目的ではない。それは目的を達成するための手段である。

緊密なセラピー関係は、いろいろな目的のために役立っている。患者が自分を可能なかぎり開示できるような安全な場を提供している。それ以上に、深いところを開示しても受けいれてもらえ、理解してもらえるという体験ができる。ソーシャルスキルが学べる。親密な人間関係には何が必要なのかがわかる。そして親密な人間関係は可能で、実現できるものだと学ぶ。最後に、たぶん最も大事なことだが、カール・ロジャーズが観察したように、セラピー的関係は、患者が自分のイマジネーションのなかで立ち帰ることができる内的基点の機能を果たすのである。このレベルの親密さをひとたび実現したなら、同じような人間関係をもつことに希望を抱き、期待することもできるのである。

グループセラピーでも個人セラピーの場合でも、優れた患者、優れたグループメンバーでありながら、外の生活では本質的に何も変化しない人のことをよく耳にすることがある。彼らは個々のセラピストや、グループの鍵となるメンバーとはよい関係をもつことができる。自己開示し、一生懸命セラピーに参加し、相互関係の触媒の役目を果たす。けれど、学んだものを外側の状況に適用しないのである。言いかえれば、彼らはセラピーを「リハーサル」としてではなく「代用品」として使っているのだ。

この区別は、セラピーの終結を判断するときに役立つだろう。セラピーの場で行動が変化したとしても、もちろん充分ではない。患者は、自分たちの変化を生活の状況のなかに移行していく必要がある。セラピーの後半の過程では、私は学んだことの移行を確実にすることにエネルギーを注ぐ。必要と思えば、私は行動面のコーチを始めるし、学んだ新しい行動を、仕事や社会、家庭の場で試行していくように、患者の背中を押すのである。

62　最初の悩みを活用する

患者が最初にきたときの主訴を忘れないように。次のエピソードにあるように、最初のセッションで語られたセラピーにきた理由は、セラピーが困難な時期にさしかかったとき、非常に有効に活用できる。

五十五歳の女性セラピストがコンサルテーションを求めてきた。ここ数ヶ月面接しているロンという四十歳の臨床心理の学生とのセラピーの行き詰まりについてである。少し前に、ロンは何回かデートした女性にふられていた。それ以来、彼はセラピー中に注文が多くなり、セラピストに自分の手を握り、ハグして慰めてくれと言うのだった。そして自分のケースを正当化しようとして、私の著書『ママと人生の意味』を持参し、そのなかに私が悲嘆に暮れる未亡人の手を握り、それが健康的な効果をもたらしたことが書いてあると言うのだった。ロンは不機嫌になり、セッション終了時に握手するのも拒否し、セラピストの欠点を数え上げたリストを作ったりした。

そのセラピストはだんだん不安になってきて、ロンの子どもっぽい行動で混乱し、コントロールされ、イライラするようになった。この行き詰まりを打開しようという試みはすべて失敗し、患者の怒りの深さにだんだん怯えるようになり、このセラピーを終結しようかと考えていた。

スーパービジョンで、私たちはロンがセラピーを受けようとした最初の理由に立ち戻った。つまり彼は、自分の女性との関係について考えたかったのである。彼は魅力的な男性で、女性と簡単に関係できた。ロンは毎晩、酒場友だちと一夜限りの女性をひっかけて、次から次へと新しい女性に移っていくのだった。ところが、珍しく彼がある女性を特別魅力的だと感じ、彼女との関係を続けたいと願った矢先、急に捨てられたのだった。なぜなのかよくわからなかったのだが、いつも自分の思いどおりにしたがる彼の強情さに彼女が辟易《へきえき》したのではないかと推測した。こういうことがあったので、彼は女性のセラピストを希望したのである。

この情報がセラピーの行き詰まりに潤沢な光を投げかけ、重要な手段となった。患者とセラピストとの気まずさは、セラピー中の不幸で厄介な問題ではなく、避けることのできない不可欠な進歩だったのだ。もちろんロンはセラピストに多くを求めすぎているだろう。もちろん彼は彼女を貶め、そしてもちろん彼女は彼のもとを去りたいと思っただろう。しかし、これをどうセラピーに役立てるのか？

40章を思い出してほしい。「フィードバック――鉄は冷たいうちに打て」という章である。何よりもタイミングが大事である。介入するのは、患者の情動が充分に落ちつき、自分の行動をもっと冷静な目で見られるようになったときが、最も効果的である。その時がきたら、問題提起されたものを手段として使うのである。セラピーでの同盟関係を頼りにして、これらの出来事のなりゆきを、セラピストと患者が協力して理解しようともちかけるのである。たとえば……

「ロン、ここ何週間で、わたしたちの間に起こったことがすごく重要だと思うんです。なぜだか説明させていただけますか。最初、ここにいらっしゃった理由を思い出してみてください。あなたと女性たちとの間に必ずいつも起こる問題のことでしたね。もしそうなら、わたしたち二人の間に同じようなことが起こるのは避けがたいことです。そして、起こってしまいました。それで、あなたにとってはあまり気持ちのいいことではないと思うのですが（もちろんわたしにも）、わたしたちはこれをまたとない学びの機会と見なくてはなりません。ここで起こったことは、あなたの社会生活で起こっていることの反映です。しかし、ここには基本的な違いがあります。それこそがセラピーという状況の特異なところなのですが、わたしはけっしてあなたとの関係を中断することはありません。そしてわたしは、あなたの過去の人間関係ではけっして知ることのできなかった何かを見つけ出すためにここにいます。その何かとは、他の人があなたの行動によってどう感じるかということなのです」

この後で、このセラピストはロンの行動でどう感じたかをシェアすることで前に進めるだろう。その枠組みを優しく支持的にするように気をつかいながらである。

63 患者に触れるのを恐れないように

ジョンズ・ホプキンス大学で私が精神科のトレーニングを始めた頃、私はある精神分析のケース・カンファレンス（症例検討会）に出席した。その会議では、一人の参加者がある若いセラピストを激しく批判していた。若いセラピストが提出した症例で、彼はセッションの終りに患者（年老いた女性）がコートを着るのを手伝ったからである。長く熱した討論が続いた。あまり批判的でないメンバーたちは、セラピストが誤りを犯したことははっきりしているが、患者が高齢であったし、外が荒れ狂う吹雪だったのだから、違反の重大さは差し引いていいと認めていた。

私はこの会議のことを忘れたことはない。そして何十年もたった今でも、その頃からずっと友人としてつきあっている同僚と、あの「コートの犯罪」やそれが表わす非人間的なセラピー観をジョークのネタにするのだ。このような厳格なトレーニングで受けたダメージが消えるまでには、何年もの実践と修復経験が必要だった。

癌患者のサポートグループの方法を考えていたときに、私はこの修復経験をした。最初のグループが何ヶ月かミーティングを重ねたときに、一人のメンバーが会を閉じるやり方を少し変えたらと提案した。彼女はキャンドルを灯し、手をつないでほしいと言い、それからグループを瞑想へと誘導していった。私はそれまで患者と手をつないだことはなかった。しかし、この状況では選択の余地はなかった。私はみんなと一緒に加わり、そして他のメンバー同様、これは私たちのミーティングを閉じるみごとなやり方だと、即座に感じた。そしてその後何年も、私たちはこのやり方で会を閉じたのだった。瞑想は心を静め回復させるものだったが、私をとくに感動させたのは手の触れあいだった。人為的な境界線――患者とセラピストとの境界線、病者と健常者との境界線、死に行く者と生きていく者との境界線――は、私たちが共通の人間性で他者とつながっていると感じることで消え去った。

私は毎回のセラピーで患者たちとなるべく触れ合うようにしている。たいていはセラピーを終えて私が患者をドアにともなうときだが、握手をしたり、肩に手を置いたりする。もし患者が私の手を長く握っていたがったり、ハグを求めたら、どうしてもという理由がないかぎり拒まない――その理由とは、たとえば性的な感覚に関心がある場合などである。しかし、その接触がどんなものであれ、私は次の時間に感想を聞くようにしている――たぶんこんなふうにシンプルに言う。「メアリー、前回のセッションの終り方はいつもと違いましたね。あなたは両手で私の手を長い間握りしめていました（あるいは「あなたはハグしてほしいとおっしゃいました」）。私には、あなたが何かを強く感じているように見えましたが、そのことで何か思い出しますか？」たいていのセラピストは、患者に触れることに関してそれぞれ秘密のルールをもっていると思う。例を挙げれば、何十年も前、年老いた熟練のセラピストが打ち明けてくれたことがある。長年にわたって、彼女の患者はセッションが終るときに、彼女の頬にキスするのが普通だったという。

患者に触れなさい。しかし、その触れ合いが必ずや相互間の利益になるようにしなさい。

もし患者が、たとえば癌の再発やその他の怖ろしい出来事で悲嘆に暮れていて、セッション中に手を握っていてほしいとか、ハグしてほしいと頼むときそれを断るなら、私は吹雪のなかに出ていこうとする老女がコートを羽織るのを手伝わなかったことになる。もし他に苦痛を癒す方法が思いあたらなければ、私は相手に、あの日私に何を求めていたのだろうと訊ねてみるかもしれない――黙って座っていること？　質問をしてもっとセッションを積極的に導いていくこと？　私の椅子をもっと近づけること？　手を握ること？　私は最善をつくし、愛情のこもった、人間的なやり方で応えようとする。しかし後で、いつものように感想を求める。私の行動でどんな感情が湧いたか話し合い、私自身の感情もシェアする。もし自分の行動が性的に解釈されたかもしれないと心配なときには、私はこの心配を開けっぴろげに言い、性的な感情をセラピー関係のなかで経験し、そのことを表現して話し合わなくてはならなくても、それが行動に移されることは絶対にないということをはっきりさせる。セラピーの場でセラピーの間、患者が安全を感じることが何にも増して大切なことであると、私は強調する。

当然のことながら、私は接触を強要したりしない。たとえば、もし患者が怒って帰ろうとして、握手も拒否しているなら、私は距離をとりたいというその思いを即座に尊重する。もっと深く混乱している患者は、時には「触れる」ということに対して強い独特な感情を経験するかもしれない。もし私がそのような感情を把握できないときには、はっきりとこう問うことにしている。「今日は、いつものように握手しますか？　それとも、今日はしないほうがいいですか？」上に挙げたどのような場合にも、次のセッションで必ずその出来事を吟味する。

このような一般的なポイントは、セラピーの指標となる。身体接触をめぐるジレンマは、セラピーでよく起こるわけではない。しかし起きたときには、次の例が示すように、セラピストは杓子定規な心配に縛られず、自分の仕事のなかで臨機応変に、責任をもって、創造的でいられることが大切である。

一年ほどセラピーにきていたある中年の女性は、脳腫瘍の放射線治療のせいでほとんど髪がなくなってしまった。自分の容貌のことで頭がいっぱいになっていて、他人は鬘《かつら》なしの自分を見たらさぞやゾッとするだろうと、彼女はしょっちゅう言っていた。私だったら、どういう反応をすると思うかと、彼女に訊いてみた。彼女は、私も彼女に対する見方を変え、ゾッとして尻込みするだろうと思っていると答えた。私は、彼女に尻込みするなんて想像もできないという自分の考えを言った。

それに続く何週間かの間、彼女はこのオフィスで自分の鬘をはずすことを検討していて、あるセッションのとき、「はずすべき時がきた」と宣言した。彼女は息を呑み、それから私に向こうを向いていてほしいと言って、自分の鬘をはずし、ポケットミラーを出して自分の残りの髪房を整えた。私が自分の目を転じたとき、ほんの一瞬、たった一瞬ではあるが、彼女が何て急に年老いてしまったのだろうというショックを感じた。しかし、それまで知りつくしてきた彼女の本質である愛らしい人がすぐ戻ってきて、自分の指でその束になった髪を梳《す》くという想像が心に浮かんだ。どう感じたかと彼女が聞いたとき、私はその想像をシェアした。彼女の目から涙があふれ、ティッシュの箱に手を伸ばした。私はもっと先に進む決心をした。「やってみていいですか?」と私は尋ねた。「そうしてもらうと素敵だと思います」。彼女は応えた。それで私は彼女の横に行き、彼女の髪の束と頭皮とを撫でた。それはほんのわずかな時間のことだったが、私たち二人の心に忘れられないものとして残った。彼女は癌を生き延び、そして何年か後に別の問題でセラピーにきたときに、私が頭皮に触った体験がまるで啓示のようで、無限に肯定的な行動であり、それが彼女のネガティブな自己イメージを根本から変えたと語った。

同様な感謝の言葉をくれたのは一人の未亡人で、彼女は深く絶望しており、私のオフィスにきても苦悩のあまり話せないことがたびたびあった。しかし、私が彼女の手を握ったことで完全に深く癒されたのだという。ずいぶん後で、彼女はこれがセラピーのターニングポイントだったと述べた。それによって地に足がつき、私とつながっていると感じることができた。彼女が言うには、私の手が錘《おもり》のようになって、自分が絶望のなかに漂い出てしまうのを防いだのだという。

64 けっして患者と性的関係にならないこと

性的な違反行為の発生率の高さが、ここ何年かで重大な問題となっている。もちろん精神療法の世界だけでなく、力関係に差があるあらゆる状況でのことである。司祭職、軍隊、会社や行政の職場、医療、教育の現場、ありとあらゆる状況でである。そのような違反行為は、各々の現場で由々しい問題になっているわけだが、精神療法の領域では特別な意味合いがある。精神療法の営為には、集中的かつ親密な関係が非常に重要であり、そこで性的な関係になることは、双方にとって、つまりセラピストにとっても患者にとっても、実に破壊的なことになる。

このような違反行為は精神療法にとって二重の呪いになる。個々の患者が裏切られ痛手を受けるだけではなく、その結果起こる反動が、精神療法の全領域にとって非常に破壊的だったのだ。セラピストたちは、守りの姿勢でセラピーをするように強いられている。専門的機関は、セラピーをする人たちに極端なほど注意するように指導している。異常な親密さを警戒するだけでなく、どんな表面的な親密さについても注意するように言われているのだ。法の専門家が「火のないところに煙は立たない」と決めつけるからである。言いかえれば、私たちは皆、「スナップショット」的心境になるように言われているのだ――つまり文脈がどうであろうと、とにかく疑わしく見えそうな瞬間を避けるようにということである。セラピストたちは、くだけすぎないように、ファーストネームで呼ばないように、珈琲や紅茶を出さないように、五〇分という枠を越えないように、一日の最後の時間に異性の患者を入れないようにと言われる（これらの違法行為全部について、私は有罪である）。セッション全部をビデオテープにとって患者の安全を保証しようと考えているクリニックも何軒かある。一度不当に訴訟されたことがあるセラピストが、今はあらゆる患者と肉体的に接触することを拒否して、握手すらしない例を私は知っている。

これらは危険な兆候である。この領域でバランスを取り戻さないと、私たちは精神療法のまさに核心となる部分を捨て去ることになるだろう。このために私は前章を書いたのである。そして、学生たちがセラピー的親密性と性的親密性とを同じと思い違えることのないよう、性的違反行為についてとりあえず次のようなコメントを提示しよう。

セラピーの状況では、強い性的感情がつきまとう。患者とセラピストの間に特別な親密性があることを前提とするならば、それを避けることはできるのだろうか？　患者はセラピストに愛の感情、あるいは性的感情を抱くのが普通である。このような陽性転移の力動は、往々にして支配的になる。ひとつには、患者があまり経験したことのない、心地よく快い状況に置かれているせいもある。発言はすべて興味をもって吟味され、過去の出来事も現在の出来事もみな検討されて、患者たちは育まれ、気にかけられ、無条件に受けいれられて支持される。

こんな優しさにどう反応していいかわからないと思う人たちもいる。お返しに何をあげたらいいんだろう？たくさんの女性たちが、とくに自尊心の低い人たちは、自分が差し出せる本当の贈り物は性的なものだと思うことがある。性は、過去の人間関係では頼りになるものだったので、彼らはそれなしではセラピストが自分に興味をなくし、最終的には捨てられるだろうとしか予測できないのである。また他の人にとっては、セラピストは非現実的な、高貴な、並外れた大物の位置に持ち上げられ、何か自分自身より大きなものと交じり合いたいという願いが出てくるのだろう。また他の人は、セラピストの受け持つ見知らぬ他の患者と、愛を競いあったりするだろう。

今述べたような力動はどれも、セラピーでの会話のテーマとなるべきだと思う。このようなことは、何らかの形で患者の生活上の困難を引き起こしていたものなのだから、それがセラピーの時間に出てきたのは良いことであって、不運なことではないのだ。セラピストに惹かれるのは想定済みなので、この現象はセラピー中に出てくる他のすべての出来事と同じように、はっきりと取り組み理解されるべきものなのである。もしセラピスト自身が性的に刺激されたと思ったら、その性的興奮が患者の生き方のデータの構成要素なのである（セラピストが自分自身の反応に対して明晰であると仮定してのことだが）。

セラピストは被虐的な患者を打ちのめすことで彼らを楽しませたりはしない。同様に、セックスをしたがる患者に性的に巻きこまれてはならない。たいていの性的な違反行為は男性セラピストと女性患者との間で起こる（そんなわけでこの論のセラピストとして、私は「彼」という代名詞を使用している）のだが、同じような問題や同じような誘惑は、女性セラピストやゲイのセラピストにも当てはまる。

男性セラピストで、自分が女性にとって魅力的ではないと感じた過去がある人は、女性患者に熱心に追い求められると高揚し、不安定になるかもしれない。心に留めておくべきは、セラピーの場で起こってくる感情は通常その人の人柄からくるのではなく「役割」からくるのだ、ということである。転移による憧れを、自分自身が抗いがたいほど人を惹きつけ、魅力的なせいだと取り違えてはいけない。

満たされない性生活をしていたり、あまりに孤独で、必要なだけの適切な性的接触をもてなかったセラピストは困難にぶつかることがある。セラピーをこのような接触の好機と見るのは明らかに重大な過ちである。こういうセラピストにとって重要なのは、自分の状況を是正するために必要なら何でもすることである——個人セラピー、カップルセラピー、結婚相談所、コンピュータ見合い、どんなものでもいい。

このようなセラピストたちにセラピーの場やスーパービジョンの場で出会ったら、私は彼らにこう言いたいし、実際によく言ってしまう。つまり、患者と性的接触をもつという災厄を選ぶよりは、（娼婦のもとへ行くこと（も含め）どんなものでもいいから他の選択をするほうがマシだということである。私は彼らに言いたい、いや、実はよく言ってしまっているのだが、何らかの方法で彼らの性的欲求を満たすにはこの世界に数十億の潜在的パートナーがいるわけで、お相手は誰でもいい、ただし自分の患者でさえなければ、と。それはもうただ単純に、プロの選択でない、道義的な選択でないからである。

もし、最終的に、セラピストが規則破りの性的衝動を解決する方法が見いだせず、個人セラピーで援助を求めるのがいやだとしたら、私はその人が精神療法を行うべきではないと思う。

性的違反行為は、セラピストにも有害である。背信したセラピストは、ひとたび自分を誠実に見てみれば、患者のためでなく自分の満足のために行動しているとわかるだろう。奉仕のための人生を深く誓ったセラピストとして、自分自身と自分の内奥の道徳的感覚に大きく背くことになる。彼らは結局は大きな代価を払うことになる。それは、世間に悪い評判が広がって非難されたり刑事罰を受けたりという外からくるものだけでなく、自分の内に深く染み込んで生涯消えることのない恥と罪悪感という代価である。

65 記念日やライフステージにまつわることを捜す

患者にはたいてい、自分にとって意味深い日というのがあるものだ。喪失に悩む患者とのセラピーを長い間行ってきたので、私は記念日に起こる反応が持続性と力をもつことにだんだんと敬意を感じるようになってきた。喪失に苦しむ夫や妻の多くが、逝去したつれあいの記念日と時を同じくして、突然絶望の波に打ちのめされる。たとえば、決定的な診断が下された日、命日、葬式の日などである。患者は正確な日付に意識的には気づいていないことも多い――この現象は、意識的な考えや感情に無意識が実際に影響していることの説得力ある証明（もし証明する必要があればだが）だと、いつも私は思っている。このような記念日の反応は、何年もの間、衰えず繰り返される。何十年ということすらある。専門的な論文には、記念日の反応についての驚くべき研究が報告されている。たとえば、何十年たっても、両親の命日に精神科で治療を受ける率が高くなるというようなことである。

特別な記念日は、セラピーでの質問の導入にさまざまなやり方で使える。様々な人の誕生日、特別な誕生日は実存的な関心の窓を開くかもしれないし、それが、ライフサイクルについての熟考を促すかもしれない。成人期には、誕生日のお祝いはいつも苦く甘い出来事であり、その裏に悲嘆を含んでいるように私には見える。ときとして患者は、自分が両親より長く生きることになる特別な誕生日に感慨を覚える。退職した日、結婚記念日あるいは離婚した日、そしてそれ以外のたくさんの記念日に、人は避けることのできない時間の流れと人生の無常を痛感するのである。

66 「セラピーへの不安」を無視しないこと

私はこれまで、精神療法は各々の実践家独自のスタイルによって形づくられ、それぞれの患者用に特別にしつらえられる、創造的で自発的なプロセスであると強調してきた。しかしながら、そこには一定の普遍的ルールというものも存在する。そのようなルールのひとつが、セッションに関連する不安があれば必ず探索するように、というものである。もしある患者が、セッション中あるいはセッション後に（帰り道とか、後でセッションのときのことを思い出して）、あるいはセッションに出かけようと支度をしているときに不安を感じたとしたら、私はその不安に徹底的に焦点を合わせようとする。

不安はセラピーでのディスカッションの内容から起こることもあるが、もっと普通には、セラピーのプロセスから——つまり、患者−セラピスト関係にまつわる感覚から起こるものである。

例を挙げてみよう。ある患者は私のオフィスに入るとき不安を感じると言った。

「なぜでしょうね。ここにくるのがどうして不安なのでしょう？」と私は尋ねた。

「恐いんです。なんだか薄氷を踏むとでもいうんでしょうか、そんな感じです」

「では、セラピーで氷の下に落ちてしまうとしたら、それは具体的にはどんなことですか？」

「先生が私の不平不満とグチに嫌気がさして、二度と会ってくれなくなることです」

「それは確かにひどくややこしいことでしょうね。わたしは、困っていることを全部おっしゃってくださいと言っていますからね。それだけでも大変なことだったのに、また別の問題も抱えこんでいるのですね――あなたは、わたしが負担を感じないように、元気をなくさないようにという心配までしなくてはならなくなったんですね」

また別の患者は……


「わたしは今日、ここに来るのがいやだったんです。今週ずっと、ティッシュを取ったときに先生がおっしゃったことがひっかかって気持ちが穏やかでなかったのです」

「わたし、何か言いましたか？」

「先生は、わたしがグチを言うのにウンザリしているし、わたしが先生の助けを受けいれないとおっしゃったんです」

「わたしが憶えているのは、何かもっと違うことです。あなたが泣いていたので、わたしは慰めたくてティッシュを差し出そうとしたのです。ところが、あなたがすごい素早さでティッシュを取ろうとしたのでびっくりして、それがまるで、わたしから何かを受け取るのを避けようとしているみたいだったので、わたしから助けてもらうことをどう感じているのか探ってみてほしいと思ったのです。でもけっして批判したわけでも〝嫌気がさした〟わけでもないんです」

「確かにわたしは先生の援助を受けることについては、何か感じるところがあります。先生がわたしにしてくれる援助は有限で、一〇〇ポイント分しかないとか、それでわたしのポイントを使いきってしまいたくないと思うんです」

もし患者がセッションの最中に不安になったら、私は患者にも手伝ってもらいながら探偵になってセッションを微細に見ていき、その不安が正確にどの部分で起こったかを探り出す。このように調べていく過程の意味は、不安というものがたとえば雨のように気まぐれに降ってくるものではなく、説明可能だということである。不安は発見可能な原因をもっている（そしてつまり、予防もコントロールもできるということである）。

後になって、セッション中の出来事に対する反応が出てくる予感が強くするときには、私はセッションの終りにかけて、先を予測する思考実験を勧めてみる。

「さて、あと数分ありますが、今ここで深く腰かけて、目を閉じ、この時間が終って家に帰る途中だと想像していただけますか。あなたはどんなことを考えたり感じたりしているでしょう？　今日のこのセッションをどう思っているでしょう？　あなたはわたしやわたしたちの関係についてどんなふうに感じているでしょう？」

67 先生、私の不安をなくしてください

もし患者が不安に押しつぶされそうになり、この不安を軽くしてほしいと訴えてきたら、たいていはこういうふうに尋ねるのがいいと私は思っている。「教えてくれますか。わたしは何と言ってあげたら一番いいですか？　あなたの気持ちが楽になるには、正確にどんなふうに言えばいいのでしょうね？」もちろん、私は患者の理性的な心に話しかけているのではない。そうではなく、患者の子どもの部分に向けて、検閲されることのない自由連想を求めているのだ。

このような質問に答えて、ある患者は言った。「先生に言ってほしいのは、私が世界で一番きれいで、非の打ちどころのない子だということです」。それで私は、彼女が言ったのとまったく同じ言葉を言う。それから、その言葉に安心感を与えるどんな効果があるのかを二人で考えてみる。また、そのとき出てくる他の感情についても。たとえば、こんな子どもじみたお願いを恥ずかしく思う心、そして私にどう言ってほしいかを言わなくてはならない苛立たしさ。この自分を慰めるエクササイズは、一つのパラドクスを作り出す。患者はセラピストに気持ちを楽にする魔法の言葉をねだることで、幼い依存した精神状態に投げ込まれる。しかし一方で、自分を慰める言葉を考え出さなくてはならないことで、自立している立場を認めざるをえなくなるのである。

68　恋の死刑執行人になる

恋愛中の患者のセラピーをするのは好きではない。もしかしたらそれは、嫉妬のせいかもしれない——私自身もそういう魔力が欲しいから。もしかしたらそれは、恋と精神療法が根底的に相容れないからかもしれない。優れたセラピストは、暗闇と闘い、光を捜し求める。ところがロマンチックな恋は神秘に養われ、精査されると粉々に砕け散る。私は恋の死刑執行人になりたくない。

矛盾している。上の文章は、私の著書『恋の死刑執行人』の書き出しで、恋愛中の患者のセラピーをするのは不快だと言っているのだが、それにもかかわらず、これによってたくさんの恋愛中の患者たちが私のセラピーに押し寄せることになったのである。

もちろん愛は多様な形をとるし、この文章が言っているのは、ある特別なタイプの愛の体験だけである。のぼせ上がり、取り憑かれ、完全に魔法にかけられたような心理状態に、その人が完全に取り込まれてしまっているのである。

普通、このような体験は輝かしいものである。しかしこののぼせ上がった状態が、喜びよりも苦痛をもたらす場合があるのだ。時として、永遠に恋を成就できないことがある——たとえば、恋人同士の一人が、あるいは二人ともが結婚していて、結婚生活をやめようとしないとき。時には、相思相愛でないこともある――一方は愛しているのにもう一方は接触を避けていたり、あるいは、ただ性的関係だけ求めているというような。時には、恋した人がけっして自分のものにできない存在――たとえば先生、前にかかったセラピスト、友人の結婚相手など――だった場合。時には、あまりに夢中になって、恋する人の姿を垣間見るだけのために時間を費やし、仕事や友人や家族など他のいっさいをおろそかにする場合もある。不倫をしている人は、つれあいから遠ざかり、秘密を守るために親密な関係を避け、カップルセラピーを拒否し、罪悪感と情事を正当化するために結婚生活を徐々に不満足なものにしていく。

しかし状況は違っても、経験していることは同じである。恋する人は恋した相手を理想化し、彼女に取り憑かれ、彼女が自分と一緒にいてくれるなら、残りの人生に他の何ものをも求めない場合もしばしばである。

恋をしている患者と共感的な関係を築くためには、彼らの体験がとても素晴らしいものなのだという視点を失ってはいけない。恍惚として、このうえなく幸せな一体化。それは孤独な「私」が恍惚とした「私たち」へと溶けこんでいくことであり、患者の人生においての素晴らしい体験なのである。その心の状態を好意的に評価し、恋する対象をめぐる素晴らしい感情に水をさすのは控えるのが望ましい対応だろう。

ニーチェは、このあたりのジレンマを誰よりもうまく表現している。彼はルー・ザロメとの情熱的な（しかしプラトニックな）恋愛関係から「我にかえって」少し後に、こう書いている。

ある日、一羽のツバメが私の上を飛んでいった。そして……私はそれを鷹だと思ったのだ。今や誰も彼もが、私がどれだけ見当はずれかわからせようと躍起になっている――それにヨーロッパ特有のゴシップも広まっている。つまり、誰が得をしているのか？　私は彼らによると「騙された人」なのだが、その人はその鳥の呼び声のおかげで、一夏中、希望という崇高な世界に住んでいたのだ――それに、騙されなかった人などいるのだろうか?

というわけで、「希望という崇高な世界」に住まわせてくれた感情についてはデリケートになるべきである。患者の恍惚感には理解を示し、同時にその終結の準備への援助をするのである。そして、それは必ず終る。ロマンチックな愛にはひとつ確かな特性がある。それは、そのまま留まることはない——のぼせ上がった愛の状態の本質に「消失」という部分があるのだ。しかしその終焉へと急がないように注意しなさい。強い宗教的信念と闘わないのと同様に、恋と闘うこともしないように。この二つと闘っても絶対に勝てない(恋愛経験と宗教的恍惚の経験には類似性がある。ある患者は「システィナ礼拝堂状態」と表現したし、他の人は、自分の愛を神聖・不滅な状態と言った)。忍耐強くなって——自分の不合理な感情と恋する者への幻滅についての感情を発見して表現するのは、クライエントに任せなさい。もしそのような表現が出てきたら、私は患者の言葉を注意深く記憶にとどめる。彼がまたそのような状態になって、恋する者を再度理想化するようになったら、そのときには私は彼に、自分の言葉を思い出させることもある。

同時に私は、強い情緒的な状態に対応するときと同じように、その状態を探求していく。たとえばこんなふうに言う。「すごく素晴らしいことですね……まるで生き返ったような体験でしょう? あきらめる気にはならないのは、よくわかりますよ。では、どうしてそういう体験ができたのか見てみませんか。これが起こる数週間前のあなたの生活を教えてください。こんなふうな恋愛感情を最後に感じたのはいつでしたか? その恋はどうなりましたか?」

恋をしている状態そのものに焦点を合わせるほうが、恋している人に焦点を合わせるよりずっとメリットがある。抵抗しがたいのは恋している相手ではなく、恋しているという心の状態、その経験なのだ。ニーチェの言葉、「人は欲望の対象を愛するのではなく、自分の欲望そのものを愛する」は、私が恋に悩む患者たちのセラピーをするときに、多くの場合、非常に有効だった。

たいていの人は、その経験が永遠に続くものではないことを知っている（知らないでいようとしているが）ので、私は徐々に何らかの長期的な視点をとり入れようとしたり、患者が、すぐに消えていく感情をもとに、取り返しのつかない決断をするのを思いとどまらせようとする。

患者と会い始めた初期の段階で、そのセラピーのゴールをしっかり決めておきなさい。どんな援助がほしいのか？　明らかに患者の経験に何かうまくいかないところがあるはずである。そうでなければ、相談にはこないだろう。患者はこの関係から身をひきたいから相談にきたのか？　私はときどき秤のイメージを持ち出して、その関係が与えてくれる楽しさと不愉快さとのバランス（あるいは幸福と不幸のバランス）を訊ねてみる。そのバランスをはっきりさせるのに、計算表を使うほうがいいこともある。一日のうちに何回か観察時点を決めて、何回恋人のことを考えたか記録をつけるように言う。恋のことを考えて一日のうち何分、何時間使うかを記録することとさえしてもらう。患者はその計算表を見て、腰を抜かすほど驚くこともある。生活のなかで、どれほどの時間が堂々巡りの反復的な考えに費やされているか、そして逆に言えば、自分がどれだけ現実の生活に携っていないかということに驚くのだ。

時には、愛のさまざまな形や愛の性質などを患者と話し合うことで、違う観方を提供する。エーリッヒ・フロムの不朽の論考『愛するということ』は、患者と同様セラピストにも貴重な資料になる。私は成熟した愛とは、存在そのものに対する愛であり、相手の成長に対する愛だと、よく思う。ほとんどの患者はこの見方に共感するだろう。それでは、彼らの愛の特別な性質というのは何だろう？　彼らは、自分が心の底では本当は尊敬しておらず、自分をひどく扱う誰かにのぼせ上がっているのだろうか？　もちろん不幸にも、自分が良く扱われないことで、逆に愛が強まるという類の人もいるのだ。

もし彼らがこの関係から足を洗いたいと思って援助を求めてくるのであれば、あなたは彼らに（そして自分にも）こう指摘しなくてはならない。その関係からの解放は、難儀で遅々としたものになる。しかし場合によっては、のぼせ上がった状態から即座に解放されることもある。ちょうど『真夏の夜の夢』の登場人物たちが、魔法から醒めるように。けれどたいていの場合、人は恋する者への切なる思いで何ヶ月も苦しむのである。人が欲望と不安の痛みなしに、相手に会ったり、相手のことを考えたりできるまでには、時として何年も、何十年もが去っていくのである。

解消するのは平坦な道ではない。逆行が起こる――そして、その逆行が一番起こりやすいのは、恋した人とまためぐり会うことである。このような新たな接触について、患者は合理的な理由をたくさん口にする。もう済んだことなのだから、昔の相手との心のこもった会話をしたり、お茶を飲んだり、食事したりすれば、ものごとを整理するのに役立ち、何が悪かったのかを理解する助けになり、永続きする大人の友情を築き、成熟した大人として別れを言うのに役に立つという。これらはすべて起こりそうにもないことである。一般に、その人の回復は後退し、ちょうど回復したアルコール依存者がスリップしたようになる。

このような逆行にイライラしてはいけない――ある種ののぼせ上がりは数年続く運命なのである。それは意志の弱さのせいではない。その経験には、患者の深いレベルのものに触れる何かがあったのだ。その人の内的生活のなかで、恋という偏執が果たした重要な役割を理解しようとしなさい。恋への偏執は、もっと苦痛な考えからその人の目をそらす役割をしていると、私は思っている。遅かれ早かれ、セッションでこの質問に行きつくことが望ましい。「あなたがそれに取り憑かれていなかったとしたら、何を考えていたでしょうね？」

69 生活史を聞く

トレーニングを受け始めた頃、精神療法の学生たちは、体系的な生活史聞き取りの枠組みを教わる。この枠組みのなかには、必ず以下のものが含まれている。患者の現在の主訴、現在の病気、そして生活史（家族、教育、身体的病気、以前に受けたセラピー、友人関係等を含む）である。このように一歩一歩、データを集めていくやり方というのには、明らかにいい点がある。医者は、たとえば生活史を聞いたり、身体の検査をするときに見逃しを避けるために、非常に慣例化したやり方で、系統だった臓器系の点検をする（神経系、胃腸系、生殖・泌尿器系、循環系、筋骨格系）。

セラピーという仕事のある種の状況では、このような系統だった生活史収集の方法が必要になる。例を挙げれば、最初の一、二回のセッションで患者の生活史の内容をざっと見ようとするときとか、時間が限られている相談のとき、同僚たちに簡略な症例提示をするために手早くデータを集めなくてはならないとき。しかし、セラピストが経験を積んだ暁には、大半の精神療法の仕事のなかでは、このように体系的チェックリストに沿った質問をすることは稀になる。データの収集は直観的かつ自動的になる。それはセラピーに先立つものではなく、セラピーそのものになる。エリク・エリクソンが言ったように、「生活史を聞くことが、生活史を作ることになるのだ」。

70 患者の日課の履歴

生活史を聞くとき、私は直観的なやり方に頼るのだが、しかしひとつだけ、私が第一回目か第二回目のセッションで必ず訊ねる質問があり、これはとくに得るところが大きい。それは「あなたの典型的な一日のスケジュールを教えてください」というものである。

私は、以下のすべてを聞けたかどうか確認する。食事と睡眠の習慣、夢、レクリエーション、不愉快な時間と楽しい時間、仕事の細かい内容、アルコールとドラッグの使用、読書、映画、テレビの好みまで訊ねる。もしこの質問で充分に細かいことまで聞き取れていたら、セラピストはたくさんのことがわかり、生活史をとる他のやり方では往々にして見逃される情報を発見できるのだ。

私はたくさんのことを聞く。食事の習慣、美的な好み、余暇の活動など。とくに、患者をとりまく人々に注意を向ける。彼らは普段、誰と接触しているのか？　いつも誰の顔を見ているのか？　一週間のうちに誰と電話で話したり、親しく話したりするのか？　誰と一緒に食事をとるのか？

たとえば、最近の初回セッションで、この質問をしなければきっとそれから一ヶ月たってもわからなかっただろう行動がわかったことがある。一日のうち二時間もコンピュータでソリティアをしていること。違う人間になりすまして、夜に三時間、インターネットのセックスチャットルームにいること。仕事が大幅に遅れ恥をかいたこと。毎日のスケジュールがあまりに厳しく決めてあって、こちらが聞いているだけで疲れてしまうこと。中年女性が父と毎日長時間（ときには何時間も）電話で話していること。同性愛の女性が以前の恋人と毎日長い間電話で会話していること、彼女はその恋人を嫌っているのだが離れられない感じがしている。

患者の生活を綿密に細かなところまで聴き取ることは、そうしなければしばしば見逃されがちな豊かな材料に導いてくれるだけでなく、心が触れ合うプロセスを活性化させる。このように集中して細かい平凡な行動を話し合うことで、患者–セラピスト間の親密な感覚が急速に強くなるし、それこそが変化の過程で必要なものなのである。

71　毎日どんな人と関わっているか

心理学者ルサレン・ジョセルソンは、人間関係について重要な研究をしているが、そのなかで「太陽系」を紙と鉛筆で描く道具を使っている。彼女は、研究する相手に紙の中央に自分を表わす点を描かせ、それからその人の生活のなかの人々を、自分を取り囲む対象としていろいろな距離で描いてもらう。中央に点が近ければ、それは重要な人間関係である。彼女は、取り巻く惑星の移動を七年間にわたって追跡調査した特別な研究をしている。日常のセラピーで使うには少し扱いにくすぎるが、それにもかかわらず、これは人間関係のパターンを視覚化する優れた道具である。

私の初期のセッションでの重要な課題のひとつが、その人の生活のなかにどんなふうに人々が関わっているかを知ることである。患者の日程をチェックすれば、この情報はほとんどカバーされるが、最近の典型的な日々の対人接触だけでなく、患者の人生のなかで重要だった人すべてについて、詳細な質問をすることにしている。また、患者の生活の過去と現在における親友全員について訊ねるのも役に立つ。

72 「重要な他者」と面接する

私は、患者の生活のなかでの重要な人物と面接したことがあるし、それを後悔したことはない。たいていの場合は配偶者か、パートナーである。実際、このような面接を終えると、私は「なぜこんなに長く待ったんだろう?」あるいは「どうしてこういうことをもっと頻繁にやらないのか?」と、必ず思うのである。患者が自分にとっての「重要な他者」を描写するとき、私は頭のなかでその人のイメージを作り出す。そしてしばしば、自分の情報が非常に歪められたものであることを忘れてしまう。それは、患者の不完全でバイアスのかかった目というフィルターを通したものなのだから。しかし、ひとたび、自分でその「重要な他者」に会えば、彼等は肉付けされ、私の患者の生活のなかにもっときちんとはめこまれる。患者のパートナーに会うのが面接という普通でないシチュエーションなので、自分が本当にはその相手を「見て」いないことにも気づいているが、しかしそれはあまり問題ではない。重要なのは、その人の顔や人柄を私がどうイメージしていたかによって、患者とさらに豊かな関わりがもてるということだ。それよりもなお、そのパートナーは、患者への新しい見方とかけがえのない情報とを提供してくれる。

その「重要な他者」はもちろん、自分のパートナーのセラピストから招待されて怯える。招待されたパートナーは当然ながら、自分たちを品定めするセラピストが、患者のほうに忠実であるだろうと察知している。しかし、その怯えを軽くしてパートナーがセッションに来てくれるようにする、ほとんど失敗しない作戦があるのだ。次のようなやり方で患者に指示しなさい。

「ジョン、Xさんに、わたしがもっとあなたの力になるために彼女の助けが要るって伝えてくれませんか。彼女に少し、あなたに関するフィードバックをもらいたいのです。とくに、彼女があなたにどう変化してほしいと思っているかということです。彼女自身のことを調べるわけではなくて、彼女があなたをどう見ているかディスカッションしたいのです」

さらに、セッションもそういう調子で進めることが好ましい。私は、秘密、つまり患者が知らないことをもちたくないので、いつも「重要な他者」へのインタビューを患者の目の前で行う。パートナーに個人的質問をするよりもむしろ、患者の変化の可能性についてパートナーがどう考えるかのフィードバックや示唆を引き出すのだ。パートナーがフィードバックをするやり方によって、その人の複雑な実像を充分把握することができる。

もうひとつアドバイスしたいのだが、これをカップルセッションにしないように。二人のうちのどちらかをセラピーしていて、その人にあなたへの優先権があるときには、あなたはカップルを扱うべき人間ではない。もしあなたが、カップルの片方から得た守秘情報の荷物をいっぱい持ったままカップルセラピーを行ったら、すぐに過度に抑制的、多重的な行動に陥ってしまうだろう。カップルセラピーは、双方に公平に誠実な別のセラピストにしてもらうのが一番である。

73 以前のセラピーを探る

自分の患者が、以前他のセラピーを受けたことがあるなら、私はそのセラピー経験について詳細に訊ねることにしている。前のセラピーに満足できなかった場合、患者はほとんど判で押したように、以前のセラピストは関わり方が足りなかったと言う。彼らが言うには、そのセラピストはあまりに距離を置きすぎて、あまりに素っ気なく、あまりに支持的でなく、あまりに人間味がなかった。私はいまだセラピストがあまりに自己開示的で、あまりにも支持的で、あまりに人間的だったと不満を言われるのを聞いたことがない（もちろん、患者とセラピストが性的関係をもった場合は別である）。

以前のセラピストの間違いに気づいたら、その繰り返しを避けようとすることができる。折々に、以下のような単純で直接的な質問をして、そのことを明確にできるようチェックしなさい。たとえば、こんなふうに。

「マイク、わたしたちはもう四回セッションをもったわけだけれど、ここでわたしたちの進め方についてチェックすべきだと思います。あなたは、以前のセラピストのX先生に対する感情を話されましたね。それは、わたしとの間ではどんな現れ方をしているかなと思うのですが。わたしに同じような感情を抱くときがありますか？　あるいは、わたしたちが同じように不毛なパターンにはまりそうに見えますか？」

もし患者が過去にとても成功したセラピーを受けていたら（そして、いろいろな理由でそのセラピストとセラピーを続けることができないとき）、私は、現在のセラピーに採り入れるためにも、前のセラピーの何がうまくいったのかを探ることが同じように大切なことだと思う。成功あるいは不成功だったというセラピーの評価が、変化しないと思ってはいけない。たいていは、過去の他の出来事について患者の見方が変化するにつれ、セラピーに対する見方も変わっていく。やがては、最初は非難していたセラピストのプラスの影響を思い出し始める可能性もあるのだ。

74 暗闇の影を分かち合う

私が初めて分析を受けた長椅子の上での七〇〇時間。何を憶えているだろうか？ 私のセラピスト、オリーブ・スミスは静かな忍耐強い聞き手だったが、彼女に関して一番強烈な思い出は、ある日私が、自分の両親が亡くなったら相続する可能性のある資産を欲深く待っていると、自分自身を責めたときのことである。そのとき私は、ずいぶんこっぴどく自分をこき下ろしていた。ところが、まったくいつもの彼女らしくなく、突然彼女は行動に出て、私の自己訴追を一言で叩きのめした。「わたしたちはそういうふうにできているのです」

彼女が私を慰めようと手を差し伸べてくれたのはうれしかったが、それが強烈な思い出になったのはそのせいだけではない。彼女が私の基本的な衝動を正当化してくれたからでもない。いや、それは何か他のものだった。それは「わたしたち」という言葉だった。その言葉が内包していたのは、私と彼女とは似ているということであり、彼女も影の部分をもっているということだった。

私は彼女の贈り物を大切にした。そして何度も何度もそれを手渡してきた。どんな方法を使っても、患者の暗い衝動を正常なものに変えようとしてきたのだ。オリーブ・スミスのように「わたしたち」という言葉を使って、ある種の感情や衝動は誰でももっていることを指摘して安心してもらったのだ。患者に適切な読み物を薦めたりもした（たとえば、性的な感情については、「キンゼイ・レポート」、「マスターズ＆ジョンソン」、「ハイト・レポート」などを薦める）。

暗い面を普遍的なものに変える試みは、どんな形にせよ可能である。私たちセラピストは、自分自身の暗く卑しい側面を受けいれている必要がある。そして、そのような側面を患者と分かち合えば、彼らが実際の罪、空想上の罪のために自分を罰するのをやめさせることができるのだ。

あるとき私は、二人の子の母親である患者の子育てを褒めたことがあったが、そうすると彼女は目に見えて居心地悪そうな感じになり、そして重々しく、自分はこれから他の誰にも言ったことのないことをシェアしたいと告げた。彼女は最初の子を産んだ直後、病院から抜け出して、新生児のその子を捨てたいという強い衝動に駆られたのだという。彼女は母にはなりたかったのだが、長い年月自由を奪われると思うと、それが耐えがたかったのだ。私は言った。「そういう感情をもったことのない母親がどこにいますか。父親も同じです。わたしは子どもたちを愛してはいますが、自分の他の仕事や楽しみに侵入してくる子どもたちに対して、数えきれぬほど何回も怒りを感じたものです」

イギリスの卓越した分析家D・W・ウィニコットは、自分の暗い衝動をシェアすることに関してとくに勇気があった人だ。私の同僚は、自分の子に怒りを抱いてしまう女性のセラピーをしているときに、よくウィニコットを引用するという。それは、「母親たちが赤ん坊を憎む一八の理由」という文章だった。ウィニコットはときどき、母が子に歌う敵意のこもった子守唄も引用している。赤ん坊は幸いにも言葉が理解できない。たとえばこんな歌がある――

ロッカバイ、ベイビー、樹のてっぺんで
風が吹くとゆりかごが揺れる
枝が折れるとゆりかごは落ちる
そして赤ちゃんも落ちる、ゆりかごもろとも

75 フロイトは必ずしも間違っているわけではない

フロイト・バッシングは流行になっている。精神分析理論を非難し、分析はその生まれた土壌の過ぎ去った文化と同じように古めかしいものだという最近の容赦ない批評は、同時代の読者なら誰でも目にしているだろう。精神分析は流行遅れの科学的パラダイムに基礎をおく偽科学だと攻撃され、最近の夢の神経生物学や統合失調症の遺伝学的研究、愛着障害などの進展により権威が失墜している。そのうえ、批評家たちは、精神分析が人間の発達心理に関して男性優位の幻想をもち、性差別に満ち溢れ、歪められた事例や時として想像にすぎない不正確な観察によって作り上げられていると断定している。

このような批評が行き渡り過ぎていて、それがあまりに致命的なので、これがセラピーのトレーニング・プログラムにも染み渡っている。つまり、今のトレーニングを受けたメンタルヘルス治療者の世代全員が、精神療法のまさに基礎を構成する発想を提示した人について、批判的で充分でない見方を習うわけである。

ここでひとつ思考実験をさせていただきたい。まず、あなたが人間関係で失敗し、絶望していると想像してほしい。あなたは、何ヶ月もの間ある女性を理想化していたのに、今やその女性への憎しみと絶望感とで悩んでいるとする。彼女のことが頭から離れず、あなたは深く、そしてたぶん致命的に傷ついて、自殺に思いを巡らしている——自分の苦痛を止めるためだけでなく、原因になった女性を罰するためにである。友人たちは慰めようと手をつくすが、あなたは絶望に釘付けにされてしまっている。あなたは次にどうするだろうか？

このような場合、たいていは精神療法家に相談することを考えるだろう。あなたの症状は——抑うつ、怒り、強迫的思考——セラピーが必要なことを示唆しているだけでなく、セラピーによって改善するだろうという予想もつく。

　では、この思考実験の変形をひとつ試してみよう。あなたが同じ症状をもっていると想像してほしい。しかし時代が一〇〇年以上前、たとえば一八八二年、そして中央ヨーロッパに住んでいるとする。どうしたらいいだろう？　数年前、私が『ニーチェが泣くとき』という小説を書いているときに直面したのが、まさにこのことだった。私の構想では、ニーチェが一八八二年にセラピストに会うことになる（ルー・ザロメとの関係が終って、彼が深い絶望のなかにいた年である）。

　しかし、誰がニーチェのセラピストになるのだろう？　歴史的資料をたくさん調べたが、一八八二年には「セラピスト」などという生き物はいなかったのがはっきりしていた。たった一二〇年前のことなのに。もしニーチェが医師に助けを求めたら、きっと恋の病は医学的な問題ではないと言われ、マリエンバードやら他のヨーロッパの沐浴地へ行って水浴療養などをするようにアドバイスされただろう。あるいは、宗教カウンセリングをするようにと、思いやりのある牧師のところへ紹介されるかもしれない。実践的な非宗教的セラピスト？　そんな人はいなかった！　フランスのナンシーで、リエボーとベルンハイムが催眠療法の学校を開いていたが、それは本来の精神療法ではなく、症状を除去するためのものだった。宗教に関係のない精神療法という分野は、まだ生み出されていなかった。それはフロイトの出現を待たなければならなかった。彼は一八八二年には研修医で、まだ精神医学の分野に入っていなかった。

　フロイトは、独力で精神療法という分野を生み出しただけでなく、それを一挙に成し遂げたのだ。一八九五年（ヨセフ・ブロイアーと共著の『ヒステリー研究』で）、彼は精神療法に関して驚くほど予見的な一章を書いたが、そこには来る一〇〇年の間に起こる精神療法の重要な発展がすでに予想されていた。ここにおいてフロイトは、私たちの分野の基礎を築いたのである——洞察、深い自己探求、そして表現することの価値。抵抗、転移、抑圧されたトラウマというものの存在。夢と空想、ロールプレイ、自由連想法を使うこと。症状とともに性格的な問題を扱うこと。セラピー的関係を信頼することが絶対に必要だということ、などである。

これらのことは、セラピストの教育に非常に効果的だと考えて、私は何十年もの間、スタンフォード(大学)でフロイトを正しく理解する講座を設け、そこで二つのことを強調してきた。フロイトの原著を読む(二次文献よりも)こと、そして彼の歴史的背景を正しく理解することである。

あまり明快に書くことができない(あるいは韜晦《とうかい》しようとする)思想家の著作を学生たちが読むときには、普及書は役に立つ――たとえば、哲学者でいえばヘーゲル、フィヒテ、あるいはカント、精神療法の分野ではサリバン、フェニヘル、フェアバーンなどである。しかしフロイトはそうではない。彼は科学への貢献でノーベル賞を受けはしなかったが、文学的な業績でゲーテ賞を受けている。たとえ翻訳のヴェールを通してでも、フロイトの書物の至るところで、彼の散文は煌《きらめ》いている。実際、彼の数多い臨床の物語は、まるで文豪が語っているようである。

学生に教える場合、私はとくに最初の著作群に集中して取り組む。『ヒステリー研究』『夢判断』の選択した部分、「性理論三編」そして、彼の時代的背景の概容も話す。つまり、十九世紀後半の心理学的潮流についてである。それによって、学生たちは、フロイトの洞察がいかに革命的なものだったかを理解できるようになる。

もうひとつ進めて言えば、フロイト派のさまざまな精神分析研究所によって進展してきた見方をもとに、フロイトを評価してはいけない。何らかの儀式的な正統性を欲しがる追従者が、フロイトにはたくさんいた。そして多くの分析研究所は、フロイトの業績については保守的で固定的な見方をとっており、絶え間なく変化してゆく創造的、発明的な彼の傾向をまったく受け継いでいない。

自分自身の職業的な成長過程でも、私はずっと伝統的な精神分析のトレーニングに対し、非常にアンビバレントな感覚を抱いていた。私の時代の保守的な分析の立場は、洞察の大切さ、とくに性心理的発達の問題を過大に重視していたように見えた。そのうえまた、セラピー過程での人間的な出会いの重要さについては見当もつかなかった(テオドール・ライクは書いている。「悪魔ですら、〝私〟という言葉ほどに、分析家を怯えさせることはできない」)。そういうわけで、私は精神分析研究所に入るのはやめにした。私が今、自分の経歴を振り返ると、それは最も正しい選択だったと思う。私は専門的な部分で孤立感と不確実感に見舞われることになったが、自分の興味を追求できる自由ができたし、窮屈な先入観に縛られずに考えることができた。

現在、私の精神分析的伝統に対する気持ちはかなり違ってきている。多くの精神分析研究所にまつわる虚飾と観念的な姿勢は好きではないが、それでもたいていの場合、そのような研究所はこの分野で最高の明晰で臨床的な知性が、重要な精神力動的な技法上の問題を議論している選択の余地のない唯一の場所なのである。それ以上に、私の見るところによると、最近では分析的見解と実践とに有益な発展が起きているように思える。つまり、間主観性と一対一の精神療法に関しての分析的興味が育ち、論文が多くなっている。それは、人の変化の過程において、人間の基本的な出会いが果たす決定的な役割に開眼したことの反映である。進歩的な分析家は、患者と自分との関係をもっと誠実に、もっと開示的にしようとかなりの努力をしている。

管理型保険はトレーニングを短くする(そうやってセラピストの給料を安くすることでコスト軽減を図るのである)ことを奨励しているので、セラピストたちは以前にも増して、大学院での臨床トレーニングを補足するものを必要としている。精神分析の研究所は(広く定義すれば、フロイト派、ユング派、人間関係学派、実存派)、群を抜いて、一番配慮が行き届き、かつ徹底的な大学院生のための力動セラピー訓練を提供している。それ以上に、研究所の文化は、同志のコミュニティーの場を提供することで、つまり、同じような知的および職業的課題に直面している同僚たちのグループを提供することで、セラピーという仕事につきものの孤立感を和らげる役目を果たしている。

たぶん、私が過度に心配性なのかもしれないが、このところの精神分析の分野に向いた仮借ない攻撃によって、分析研究所が最後の砦、精神療法の知恵を集約した保管所になるかもしれないと思える。それはちょうど、教会が何世紀もの間、哲学的な知恵の保管所であり、真摯な実存的問い——人生の目的、価値、倫理、責任、自由、死、コミュニティ、関係性——が議論される唯一の場所だったこととほぼ同じような意味がある。分析研究所と過去の宗教機関とは、非常に似通ったところがある。そして私たちにとって大切なのは、かつてある種の宗教機関が他の思想の討論の場を抑圧したり、思想家の思索の自由を制約したりした、その傾向を繰り返さないことである。

76 認知行動療法（ＣＢＴ）は評判ほどではない
～あるいはＥＶＴという脅しを怖がるな

ＥＶＴ（実験的に証明されたセラピー）という概念は最近、精神療法の分野に大きな影響を与えている。これまでのところすべて否定的な影響だが。ただ、実験的に証明されたセラピーだけが――事実上は、短期の認知行動療法（ＣＢＴ）だけが――多くの管理型保険システムによって認められている。修士、博士課程がある心理の大学院は、カリキュラムを見直して、ＥＶＴのセラピーを教えることに集中的に取り組むようになってきている。資格試験では、心理学者がＥＶＴの優れた点について知識をきちんと身につけているか確認される。主要な連邦精神療法リサーチ基金は、ＥＶＴリサーチにとくに好意的である。

このような動きは、先輩である多くのベテラン臨床家たちとの間に不協和音を生み出している。彼らは、ＥＶＴを使うようにと強要してくる管理型保険システムの担当者と、常日ごろ関わりをもたなくてはならない。ベテランの臨床家たちは、自分たちのアプローチが後輩の（そして安価な）セラピストたちが行うマニュアル化された驚くほど短期間でのＣＢＴより効果的でないという、科学的実証的な「証明」が雪崩のように押し寄せてくるのを目のあたりにしている。彼らは、これが間違っていると直観ではわかっている。どこかにごまかしがあるのではないかという疑いをもってはいるが、実証的な根拠のある抗弁ができないので、大体は引っ込んでこの悪夢が消え去るのを期待しながら、自分の仕事に専念しようとしたのである。

最近のメタ分析の出版物は、ある程度のバランスを回復しつつある（私はウェストンとモリソンの優秀な評論と分析をよく利用させてもらっている）。まず、臨床家たちに肝に命じてほしいのだが、実証されないセラピーが効果のないセラピーではないのだ。リサーチというものは、もし資金の保証が欲しいなら、それは薬理効果の研究試験と比較できるほど明確にデザインされていなくてはならない。デザインは「クリーンな」患者を必要とする（クリーンな患者とは、単一の症状があって他の診断範疇の症状はないという、臨床ではあまり見かけることのないタイプの患者である）。デザインはまた、ブリーフセラピー的介入、反復可能な、できればマニュアル化されている（つまり言葉による段階的なマニュアルに変換できる）治療形態が必要である。このようなデザインにはCBTはぴったりで、ほとんどの伝統的なセラピーは排除される。伝統的なセラピーは、誠実さによって構築された（台本なしの）親密な「セラピスト–患者」関係に依拠し、自然発生的な「今–ここ」に焦点を合わせているのだから。

EVTリサーチではたくさんの誤った仮説が作りあげられた。長期的な問題もブリーフセラピーで克服できるとか、患者はたったひとつの決定的な症状をもち、セラピー開始時にそれを正確に報告できるとか、効果のある治療法に含まれる要素は各々分離できるとか、系統的に書かれた手順マニュアルがあれば最低限のトレーニングしか受けていない人も精神療法を効果的に行うことができる、などである。

EVTの結果を分析したもの（ウェストン&モリソン）によれば、その結果は一般に考えられているような目覚しいものではまったくないという。一年後の追跡調査はほとんどなく、二年目になると皆無である。EVTのセラピーの初期に出る肯定的な反応は（これはどんな治療的介入にも見られるのだが）、効果についての歪んだ事実を導き出してしまっている。効果がそのまま維持されておらず、良くなった状態のままでいる患者のパーセンテージは驚くほど低い。セラピストがマニュアルを遵守することと、患者の改善とが相関をもつという証拠はない。実際、逆の証拠はある。一般にEVTリサーチの内容は、科学的な証明の域を越えて拡大されてしまっている。

EVT臨床実践の自然経過型リサーチによると、ブリーフセラピーはそれほどブリーフ（短期）ではない。

ブリーフなＥＶＴセラピーを使っている臨床家たちは、リサーチ報告から言われているより、もっともっと多くの時間、患者と会っている。リサーチはこう示している（けっして予想外のことではないが）。急性の苦痛はすぐに緩和できるかもしれないが、慢性的な苦悩は、かなり長いセラピーを必要とする。そして性格的な変化は、最も長いセラピー期間が必要になるのである。

少し人が悪いが、あとひとつ言いたい誘惑に勝てない。（具体例でしか証明できないことだが）ＥＶＴの実践家で個人的な精神療法の力を借りたいと思っている人たちは、ブリーフな認知行動療法よりも、高度なトレーニングを受け、経験を積んだ、力動的な、マニュアルを使わないセラピストに頼るのではないかと、私は直観で強く感じるのである。

77 夢〜徹底的に利用しなさい

若いセラピストの多くが、夢をテーマにセラピーをしないのはなぜだろう。私がスーパーバイズしている人々の答えはさまざまである。たいていの人は、夢に関する文献に怖じ気づいている——あまりに膨大で、複雑で、勿体をつけていて、思弁的で、議論の余地がある。学生たちはしばしば、夢の象徴をめぐる本に惑わされ、フロイト派、ユング派、ゲシュタルト派、夢想家たちが交わす激しい議論の臭みに混乱させられている。それからまた、夢の新しい生物学について近頃急増しつつある文献もあって、そこにはドリームワークに好意的なものもあれば、ただでたらめで無意味な作りごととして夢を退けるものもある。

束の間のその場限りのものであり、暗号めいていて、突拍子もなく、ひどく偽装したり隠蔽したりする——夢のそういうところが不満で認められないという人もいる。また、管理型保険の要請によりブリーフセラピーの枠内でセラピーをしていて、ドリームワークをする時間などないという人たちもいる。最後に、そして最も重要と思われるのは、多くの若いセラピストに、ドリームワークで大いに得るところがあったという、徹底的な個人セラピーの経験がないということである。

夢に対するこの関心のなさは、これからの患者たちにとって非常に残念なことだし、大きな損失である。夢は効果的なセラピーをするためには、かけがえのない助けになる。夢は、患者の奥深い問題の鋭い言い換えであり、ただ言葉が違うだけなのである。視覚的イマジネーションの言葉なのだ。非常に経験豊富なセラピストは、必ず夢を信頼する。フロイトはそれを、「無意識に至る王道」と考えていた。私も同意見だが、私が夢をここまで有用だと考える主な理由はそれではない。それをこれから述べようと思う。

78 夢の完全な解釈～そんなことどうでもいい！

夢をセラピーに使う際、若いセラピストたちは往々にして考え違いをするが、なかでも一番厄介なのは、夢を余すところなく正確に解釈することを目標にしなければならないという考え方である。この考え方には、精神療法を実施するうえで何のメリットもない。それで私は、そんな考えは捨てるように学生たちに言っている。

フロイトは、その革新的な『夢解釈』（一九〇〇）で、夢を完全に解釈するという勇猛果敢で有名な試みを行った。そのなかで彼は、イルマという名前の女性についての自分の夢を完全に分析した。イルマとは、彼が同僚の外科医にリファーした女性であった。イルマの夢が出版されてから、たくさんの理論家や臨床家が新しい解釈を進めた。そして一〇〇年後の今日でさえ、この夢に関する新しい見方が引き続き精神分析の論文のなかにとりあげられている。

たとえもし夢を完全に解釈することが可能だとしても、それは必ずしもセラピーの時間の良い使い方ではない。私自身のセラピーのなかでも、夢に対しては実用的なアプローチをしており、そしてとにかくセラピーを有効に進める目的のために、いろいろなやり方で使っている。

79 夢を実利的に使う〜盗んで役に立てる

私が「夢」をセラピーで扱うときの基本原則は、何でもいいからセラピーを促進し、加速するものを夢のなかから引き出すことである。夢を略奪して、何でも価値がありそうなものなら取り上げ、捨て去った殻についてはあまり思い悩まないこと。次に挙げる恐ろしい夢を考えてみよう。これは、患者が第一回目のセッションの後に見たものである。

わたしはまだ法科大学院生なのに、超満員の開け放された大きな法廷で事件を審理していたのです。女なのに髪を短く刈って、男もののスーツで長いブーツをはいていました。父が長い白いガウンを着て裁判にかけられていて、わたしは検事で、父を強姦の罪で起訴しているところでした。わたしにはそのときもう、これが自殺行為だとわかっていました。なぜかといえば、最終的には父がわたしを追い詰め、今わたしが父にしていることが原因で、わたしを殺すだろうからです。

この夢で彼女は午前三時に目がさめ、あまりに恐ろしくてリアルだったため侵入者がいるのかもしれないと思って、家中の窓とドアの鍵をチェックして回ったのだった。何時間もたった後に、私に夢の話をしたときでさえ、彼女はまだ怖がっていた。

この夢から何を盗みセラピーに役立てるか。まずタイミングを考えてみよう。私たちはセラピーを始めたばかりだったので、私の最初の課題は、彼女との間にセラピー上の強い協力関係を構築することだった。そのため、私のその夢についての質問とコメントは、主にセラピー状況への取り組み方とセラピーの安全とに関連した要素に焦点を絞ることとなった。私はこんな質問をした。「お父さんを起訴しようとした理由は何だと思いますか？　最初のセッションでわたしにお父さんについて話したことと関係があるかもしれないと思うのですが、どうでしょう？　あなたは、このオフィスで自由に表現するのは危険だと感じているのでしょうか？　法廷が開け放されていて人がいっぱいいたことをどう思います？　あなたが、私たちの会話の守秘性とプライバシーが気になったり、疑問だったりするのではないかと思うのですが、いかがですか？」

私が夢を解釈しようとしていないことに注目してほしい。夢のなかに奇妙な点がたくさんあるが、そのことを何も訊ねていない。彼女の性的混乱、彼女の服、父親の白いガウン、強姦を告発したこと。私はそういうことに目印をつけて、心にとどめておく。将来のセッションのときに、その夢のイメージに戻ってくるかもしれない。しかし、セラピーの最初の段階では、優先順位は他にある。私はセラピーの枠組みに注意をしなくてはならない——信頼と、安全、そして守秘性である。

別の患者は、私と初めてセッションをした日の夜にこんな夢を見た。

デパートに行って旅行に必要な物を買いました。だけど買い忘れた物があって、それが地下室にあるので、階段を下り始めました。階段は暗くて壊れそうで、恐かったです。トカゲを目にしました。それはいいんです、トカゲは好きなので。トカゲはタフで、一億年もの間変わらずにきたんです。その後、上の階に行き、自分の車を捜しました。車は虹色です。でも車はなくて、盗まれたのかもしれないと思いました。それから、駐車場にいる妻を見ました。しかし腕は買い物でいっぱいで、おまけに急いで彼女のほうに行こうとしたから、合図することもできませんでした。両親もそこにいたのですが、二人はピグミー族になっていて、駐車場でキャンプファイヤーを焚こうとしていました。

患者は堅物でおよそ内省とは縁のない四十代の男性だった。彼は長い間セラピーを受けるのを拒んでいたのだが、彼が変わらなければもう出ていくと妻に脅され、やっとセラピーにくることになったのだ。彼の夢には、明らかにセラピーを開始したことが影響している。セラピーの開始は、夢のなかでは、しばしば旅行や旅に出るという現われ方をする。彼はセラピーという冒険に対して心の準備ができていないと感じていた。なぜかといえば、彼が必要としているものは、地下室にあるからだ（つまり、彼の深いところ、彼の無意識である）。しかしそれは困難で薄気味悪い（階段は暗く、恐ろしく、壊れそうだった）。そのうえ、彼はセラピーという冒険に抵抗していた――彼は一億年もの間変化しないトカゲに感心している。あるいは、変化に対してアンビバレントな感情があるのかもしれない――彼の車は何ともいかがわしい虹色なのだが、彼はそれを見つけることができない。

私がセッションを始めるにあたっての課題は何か？　それは、彼がセラピーにとりかかれるようにして、セラピーに対する抵抗を克服できるように援助することである。そのため、私はこの夢の構成要素のうち、セラピー開始に関連する部分にだけ焦点を合わせた。つまり、旅立ちというシンボル、準備ができておらず不備だという感覚、暗い壊れそうな階段と、下りていくこと、トカゲなどである。私はあえて夢の他の面には深入りしない。他の面とは、彼の妻と、彼が妻や両親とコミュニケーションをとるのがむずかしいことなどである。両親はピグミーになっていて、駐車場で火を起していた。これらの部分が重要でないわけではない――これから後のセッションで、私たちは、彼と妻や両親との関係を考えるのにたっぷり時間を使うことになると思う――しかし、二回目のセッションでは、もっと優先すべきものがあるのだ。

この夢は偶然にも、フロイトが『夢解釈』で述べていた現象を理解するにあたっての重要な点を表現している。この夢が抽象的概念をいくつか扱っていることに注目してほしい――精神療法を始めること、個人的無意識を探ることへの恐怖、不備という感覚、変化するのかしないのかのためらい。それでも夢は（非常に稀な経験である聴覚だけのものを除き）視覚的現象であり、夢を作る心のなかの媒体は、抽象的なものを視覚的な形に変える方法を見つけなくてはならないのだ（旅行、壊れかけた階段、地下室へ下りていくこと、トカゲ、虹色の車）。

もうひとつ臨床的な例を。四十五歳の男性。彼は四年前に妻を亡くしてから、深い悲しみに沈んでいた。夢をたくさん見る人で、セッションのたびごとに、長く複雑で、興味深い夢を報告してくれていた。優先順位を決めることが必要だった。全部の夢に介入している時間はなかった。私は彼の慢性的で病的な悲しみについて考えるために、役に立ちそうなものを選ばねばならなかった。この二つの夢を考えてみよう。

わたしはサマーハウスにいました。妻もそこにいたんですが、ぼんやりしていて――背景にほんの少しいるかどうかの存在でした。この家の屋根はちょっと変わっていて、屋根が芝生で、高い杉の樹が一本生えていました――それは美しい樹でしたが、それがあると家がこわれる危険性があるので、切らなくてはなりませんでした。

わたしは家にいて、家の屋根に何か飾りつけをして直していました。そのとき大きな地震を身体に感じ、遠くで街のシルエットが揺れているのが見えました。そして対になった二つの高層ビルが崩れるのが見えたのです。

これらの夢は明らかに悲しみに関連している――「芝生」や屋根の「飾りつけ」は、妻の墓、墓石からの連想である。夢のなかで、自分の人生が家として表現されるのは珍しくない。妻の死と終りのない悲しみは、杉の樹に体現されている。それは彼の家を脅かすので、結局切らなくてはならない。二つめの夢では、妻の死は地震として表現されている。その地震は対になった二つのビル――結婚しているカップル――を壊してしまう（この夢は偶然にも、あのワールドトレードセンターへのテロ攻撃の何年も前に見たものである）。妻とカップルとして生きてきた人生はもうないという事実、妻が確かに死んだのだという事実、あきらめて、徐々に妻と距離を置き、もう一度人生に関わっていくという問題を、私たちはセラピーで扱っていた。夢に補足してもらえて、それがセラピーでは実に役に立った――それらは彼の内奥にある知恵の源泉からのメッセージに相当するものであり、つまりそろそろ樹を倒し、生きていくことに関心を向けるべきときだということである。

時として、患者の夢がとてもパワフルで支配的なイメージを含み、多層的な意味があるために私の心に残り、それに続くセッションの過程で、私が繰り返し繰り返しそれに言及することがある。

例をあげよう。

わたしは家のポーチにいて、窓を通して父が机に向かっているのを見ていました。家に入り、父に車のガソリン代を出してくれないかと言いました。父はポケットに手を入れ、たくさんの札束を渡してくれながら、わたしの財布を指差すのです。自分の財布を開けたら、もうお金でいっぱいでした。それからわたしはガソリンタンクが空っぽだと言い、父は外に出てわたしの車のところまできて、ガスメーターを指しました。そこには「Full」と表示されていたのです。

この夢の主要なテーマは、空虚vs.充足である。患者は自分の父から何かをもらいたがっていた（そして私からも。というのは、夢のなかの部屋は私のオフィスと作りがよく似ていたからだ）。しかし、自分が何を欲しがっているのかわからなかったのだ。彼女は、お金とガソリンが欲しいと言ったが、財布はもうお金でいっぱいだったし、ガソリンは満タンだった。この夢は、満たされていないという感覚が彼女のなかに染み込んでいることを表わしている。また同様に、私には彼女を満足させる力があるので、ただ自分が正しい質問を見つけて尋ねさえすればいいのだという、彼女の確信も表わしている。それで彼女は私から何かをもらうことに固執していた——褒め言葉や溺愛、特別待遇、誕生日のプレゼント——それでいながら、それが的はずれだと知ってはいたのだ。私のセラピーでの仕事は、彼女の注意の方向を変えることだった——他の人から何かをもらうことから離れ、自分の内的資源の豊かさに目を向けることである。

また別の女性患者は、せむしになった夢を見た。自分の姿を鏡でよく調べて、へばりついている背中のこぶを引きはがそうとしたら、そのうちそれは泣き叫ぶ赤ん坊になり、それが長い爪を食いこませてしがみついているのだった。彼女の内部で泣き叫ぶ厄介な赤ん坊は、それからのセラピーに大きな情報を提供してくれた。

また別の女性患者は、わがままな年老いた母の世話をしなくてはならなくて追い詰められた気分になっていたが、自分の身体が車椅子の形に変形するという夢を見た。

三人目の患者は、十歳までの記憶を喪失しており、自分の過去について驚くほど関心がないと言ってセラピーを始めたが、こんな夢を見た。彼は太平洋岸を歩いていて、海から逆に内陸に遡って流れる川に行き当たった。その川を辿っていくとすぐに、死んだ父と出会った。父はみすぼらしいホームレス姿で洞窟の入り口に立っていた。もう少し先に行くと、同じようなところにいる祖父と出会った。この患者は死の不安に取り憑かれており、逆に流れる川は、容赦ない時の流れを打ち破ろうとする試みを表わしている——時を遡って死んだ父と祖父がまだ生きているのを発見しようとしているのだ。彼は、自分の家族の弱さと失敗とを非常に恥じていて、この夢は、過去に関する恥の感覚、それをまた繰り返す恐怖という二つのことをセラピーで扱っていくために大事な要素を開示してくれた。

また別の患者は、恐ろしい悪夢を見た。

わたしは娘とハイキングをしていました。ところが娘が突然沈み始めたのです。流砂に落ちてしまったのです。わたしは自分のリュックを急いで開け、カメラを出そうとしたのですが、チャックを開けるのに手間取り、彼女は視界から消えて、いなくなってしまいました。手遅れです。わたしは彼女を救えませんでした。

その夜、彼はもう一つの夢を見た。

わたしは家族ともども、年配のある殺人犯の手で家に閉じ込められました。わたしたちはいくつも重い扉を閉じ、それからわたしがその殺人者と話をするために外に出ていきました。彼は奇妙にも親しげな顔をしていて、高貴な感じの服装をしていました。わたしは言いました。「気を悪くしないでほしいのですが、こんな状況だからあなたを中に入れたくないことを理解してもらわなくてはなりません」

この患者は治療グループに属していたが、この夢の少し前に、何人かのメンバーに対決を迫られていた。メンバーたちは、彼がグループに親しく関わろうとしないし、自分の感情を出そうともしないで、まるでカメラか観察者みたいな役割しかしていないと言ったのだ。偶然のことだが、同じ夜に前の夢をフォローするような同様の内容の、しかし違うイメージの言葉を使った夢を見るのは実に稀なことである（フロイトはこれを「対の夢」と呼んでいる）。私たちのセラピーでは、他の例と同様、この夢のなかでセラピーの現在の段階に関連する部分——彼のセラピーへの取り組み不足と、自分の感情を抑えてしまうこと——に焦点を合わせるように進めていった。これらの夢を丸ごと理解しようとはしていないのである。

80 夢の操縦の仕方をマスターする

夢を使ったセラピーの補助になるような、きちんと追試された方法はたくさんある。しかしまずは、あなた自身が夢に興味があるかどうかをはっきりさせておきなさい。最初のセッションで、私は努めて夢について尋ねるようにしている（睡眠のパターンを調べるときに、それに関連して尋ねることが多い）。私はとくに、繰り返し見る夢、悪夢、その他非常に強烈な夢のことを尋ねる。通常、前の晩とか、ここ何日かで見た夢のほうが、古い夢よりもっと得るところの多い連想が生まれる。

最初のセッションの終り近くになると、私は患者にこれからのセラピーの準備をしてもらうが（これについては27章で述べた）、このとき夢の大切さについてもコメントする。もし患者が夢を見ないとか、夢を覚えていないとか言ったら、私は通常こんなふうに指示する。「ベッドの脇にノートを置いてください。朝、あるいは夜の間でも、夢を見たら覚えている部分を何でもメモしましょう。朝になったら、目を開ける前でもいいですから、心のなかでもう一度夢を振り返って見てください。自分の夢はとても鮮明で忘れることはないだろうから、メモするなんて面倒なことしなくてもと、さぼりたがる内なる声が聞こえても無視してください」。そうやって、しつこく夢の報告を促していると、どんなにその気にならない患者でも、そのうち（ときには何ヶ月も後になることもあるが）夢を思い出すようになる。

私は普通、セッションの最中にノートをとらないが（最初の、あるいは二回目のセッションは別として）、夢について語られたことはいつも記しておく——夢は複合的で、ちっぽけだけれど豊かなディテールをたくさん含んでいることが多いからだ。また、重要な夢はセラピーの経過でたびたびとりあげて議論する可能性があるので、その記録があれば助かる（セラピストのなかには、患者にひとつの夢をわざわざもう一度語ってもらうようにする人もいる。二つの描写の食い違いが手がかりとなって、夢のなかの重要な点へと導いてくれるかもしれないからだ）。私は、夢を現在形でもう一度語ってもらうと、それが夢に命を吹き込み、あらためて患者を夢のなかへ引き入れる効果があると感じている。

通常、私の最初の質問は、夢にまつわる感情のことである。「夢のなかのいろいろな部分で、それぞれどんな感情を感じましたか？　夢のなかで中心的な感情は何でしたか？」次に、夢のなかの好きな部分を選んでもらい、その内容から自由に連想してもらう。あるいはじっくり考えるために、夢のなかでここぞという部分を選び出すこともある。「ちょっと時間をかけてみましょうか」と私は導く。「夢のどこか、ある部分を考えてみて、心を自由に遊ばせてみましょう。考えたことを口に出してください。心に浮かんだことを何でも言ってください。検閲しないで。考えたことを、馬鹿らしいとか、的外れだとか思って捨ててしまわないでください」

そして私はもちろん、前の日の出来事で夢につながること（「日中残滓」）についても尋ねる。フロイトは、夢は前日の出来事から建設に必要なレンガを借りてくるが、そのなかのイメージについては大切だからこそ夢に組みこまれたので、もっと古い、意味深い、感情のこもった関心事によって補強されているはずだと言った。このフロイトの定義は、私にとってはいつも非常に有益だった。

時として、夢に出てくる人物は全員、夢を見た人のある一面だと考えることも役に立つ。ゲシュタルト・セラピストのフリッツ・パールズは、いくつもの効果的なドリームワークの技法を考え出した人だが、夢のなかのものはすべて、夢を見る人の何らかの側面を表わしていると考えていた。そして彼は患者に、夢のなかのそれぞれのものを代弁するように言ったりした。私は彼が、一人の患者と非常に効果的なセラピーをしたのを見たことがある。その男性は、車の点火プラグの具合が悪くて発進できない夢を見た。彼はその男性に、それぞれの役——車の役、点火プラグの役、歩行者の役である——を演じてほしいと言った。それぞれを代弁するのである。この介入が、患者の優柔不断と長く引きずってきたアンビバレンスへと光を当てることになった。彼は自分でもはっきり言っていたが、人生でもうこれ以上先に行きたくなかったのだ。パールズはその代わりに、彼が今まで通らなかった他の道と、注意を払わなかった別の人生への誘いを探る手助けをしたのだった。

81 夢から患者の人生を知る

夢にはもうひとつ有意義な使い方があるが、それは無意識とか、夢の歪曲を解きほぐすこととか、夢の意味を見つけることとはあまり関係がない。夢は、心に焼きついた重要な過去の記憶を縫い合わせて作られた、このうえなく豊かなタペストリーなのである。ただたんにこのような記憶を抜き出すだけでも、それが貴重な試みになることが多い。この夢を考えてみよう。

わたしは病院の部屋にいます。看護師が古新聞で覆われた移動ベッドを押してきて、そこには輝くように赤い顔をした赤ん坊がいます。「誰の赤ちゃん?」とわたしが尋ねると、彼女は「これ、要らないの」と答えるのです。赤ん坊を抱き上げるとオムツが洩れて、わたしは身体じゅう濡れてしまいます。わたしは叫ぶのです。「わたし、要らない、要らないわ」

この夢の、感情が伴う二つの部分についての連想はとても豊かで、深い情報に溢れていた——深紅に染まった赤ん坊と、「わたし、要らない」という彼女の叫びである。彼女は深紅の赤ん坊について思いめぐらせていたが、青と黄の赤ん坊たちに思い至った。その深紅の赤ん坊は、ティーンエージャーのときの自分の堕胎を連想させた。そのとき両親は怒り、彼女を拒絶し、口をきくことも拒否したが、彼女がもう面倒なことに巻き込まれないように、放課後はアルバイトをしなさいとだけ主張していた。それから彼女は、四年生のときに知っていた女の子のことを思い出した。彼女は青い赤ん坊だったらしく、心臓の外科手術を受けたが消えてしまって、二度と学校に戻ってこなかった。その子はたぶん死んだのだが、教師はその子のことを二度と口にしなかったので、彼女はそれから何年もの間、「死」とは突然気まぐれに跡形もなく消えてしまうことと考えて怯えていた。「青」はまた「うつ」をも表わしていて、慢性的なうつの弟たちを思い起こさせた。彼女は兄弟など欲しくもなかったのに、彼らと部屋を共有しなくてはならないことに腹を立てていた。それから彼女は、「黄色い赤ん坊」という言葉で、十二歳のときのひどい肝炎のことを思い出した。そのとき何週間も入院している間、友人たちに見捨てられたように感じたことを思い出した。黄色い赤ん坊はまた、自分の息子の出産を思い出させた。息子が生まれたときに黄疸で、どんなに怖かったか思い出した。

この夢のまた別の感情が伴う部分——つまり、彼女が「要らない」と叫ぶことだが——それは彼女にとって多くの意味をもつ言葉だった。夫は、彼女が子どもを産むことに反対だったこと。自分は母に望まれない子だったという感じ。父が何十回も彼女のベッドに腰掛けて、彼女は望まれた子だと過度に保証したこと。彼女自身の二人の弟に対する拒否感。彼女は白人だったのに、十歳のとき、その頃統合されたブロンクスのほとんど黒人ばかりの学校に入学したが、そこでは彼女は「要らない生徒」であり、他の生徒たちに攻撃されていた。その学校が危険だったにもかかわらず、公民権運動の弁護士だった父はその学校の統合を強く支持し、彼女が私立校へ転校するのを許さなかった。これは両親が、彼女自身と彼女にとって何がベストかということにいかに無関心だったかという一例だと、彼女は思っていた。そして、私たちのセラピーにとって一番大切だったのは、彼女が私に「要らない」と思われていると感じていることだった。あまりに物欲しげだと自覚しているので、それを隠さないと私が嫌気がさして、もう彼女を治療せずに逃げ出してしまうのではないかと感じていたのだ。

もし彼女のあの夢がなかったら、このようにたくさんの感情が伴う記憶は、私たちのセラピーに浮上してこなかったかもしれない。この夢は何週間もの間、豊かな議論の材料を提供してくれたのだ。

夢のなかに出てくる人物が、いろんな人の合成である可能性も多々ある――誰か一人の人にはまったく似ていないのだが、いろいろな人物の部分が含まれている。もし患者が心の目でまだその夢や人物を見ることができるなら、夢のなかの顔に焦点を合わせて自由連想してもらうということを、私はよくする。あるいは、目を閉じてその顔が別の顔に変形していくにまかせ、そこで見えてくるものを説明してくれるように言うこともある。このようにすると、患者の人生に重要な役割を果たしながら忘れられていた消え去った人々――たとえば伯父、伯母、親友、もと恋人、先生――のことがわかることがしばしばある。

ときには、その夢についての私自身の自由な連想を表現して、臨機に対応するのも効果的である。もちろん夢を正確な洞察へともっていくのは患者の連想であって、私のではないから、これはセラピーを偏向させることになるかもしれない。しかし、私はどうしたらセラピーがうまく進んでいくかに関心があるので、きちんとした夢の解釈に関心があるわけではなく、むしろそれは私にはどうでもよいのである。では、下の夢を例にとって考えてみよう。

わたしは先生のオフィスにいますが、場所はもっと広くて椅子は大きく、すごく遠く離れています。先生のところに近づきたいのですが、歩くのでなく床を転がって、部屋を横切ってゆくのです。先生も床に座っていて、わたしたちは話を続けたのですが、先生はわたしの足を握っています。わたしは、先生がわたしの足の匂いを嗅ぐのはいやだと言います。そうすると先生はわたしの足を、頬の横に置くのです。わたしはそのほうが好きでした

この夢に関しては、患者はほとんど何も考えられなかった。私は自分が彼女の足の匂いを嗅ぐことをめぐっ

て質問し、彼女は自分の暗い不愉快な側面を私が見て、彼女を拒否してしまう恐れを語った。しかし、夢の他の部分は彼女にとって不透明で謎だった。それで私は自分の印象を語った。「マーガレット、これはとても幼い頃の夢のような気がします——大きな家具と部屋、あなたが転がりながらわたしの方へくること、二人とも床の上にいること、わたしがあなたの足を嗅ぐこと、わたしの頬にそれをくっつけること——この夢の雰囲気全体が、とても小さい子どもの視点からきたもののように感じられます」

私のコメントは、何か重要な琴線に触れたようだった。そのセッションが終り、彼女が家に帰る道すがら、忘れていたある記憶があふれ出てきた。それは、彼女と母が長い親密な語らいをしながら、お互いの足をマッサージしあった思い出だった。彼女は母親との関係がひどく困難で、何ヶ月ものセラピーの間、母が冷酷に自分と距離をとっており、二人はほとんど親密に身体を触れ合うときがなかったという見方をしていた。その夢は別のことを語ってくれて、セラピーの次の段階へと案内してくれた。そこでは、彼女は自分の過去を構成しなおし、自分の両親をもっと柔らかな人間的な色合いでとらえなおした。

またもう一つの夢も、セラピーが新しい段階に入るのを告げて導いてくれたものだが、これは子ども時代のことをほとんど忘れていて、過去に奇妙なほどに無関心な患者が語った夢だった。

父はまだ生きていました。わたしは彼の家にいて、父が死ぬまで開けないだろうと思っていた古い封筒とノートを開けていました。それから、わたしは緑の光が点滅しているのに気づきました。それは封をしたある封筒のところに見えました。ちょうどわたしの携帯電話が点滅しているようでした。

患者の興味が喚起されたことと、彼の内なる自己からの呼びかけ（点滅する緑の光）が、彼を父との関係を見つめなおすところに導いたということは、この夢から明らかである。

最後の夢の例は、セラピーの新しい展望を切り開いたものである。

わたしは結婚式のため着付けをしていましたが、ドレスが見つかりません。薪の束を渡されて結婚式の祭壇を作るように言われましたけれど、どうしていいかわかりません。それから、母がわたしの髪をコーンロウスタイルのお下げに編んでいました。そしてわたしたちはソファに座り、彼女の頭がわたしの顔のすごく近くにありました。彼女のヒゲの感触がわかるほどでした。それから彼女は消え去り、わたしは一人取り残されました。

この夢に関して、患者はさしたる連想は湧かなかった——とくにコーンロウスタイルという奇妙なイメージについては(彼女は、自分ではこういう髪形にしたことはなかった)何の心当たりもなかった。しかしそれは翌日の夕方までだった。ベッドでうとうとしかけたとき、突然彼女はマーサのことを思い出した。長い間忘れていたが、一年から三年までの間親友だった子で、その子がコーンロウのお下げ髪をしていたのだ! 彼女は三年生のときの思い出を詳しく話してくれた。そのとき先生は彼女がクラスで良い成績をとったので、ご褒美としてクラスのハロウィーンのデコレーションを飾る権利をくれ、彼女のアシスタントとして他の生徒を一人選ぶように言ったのだった。友人関係を広げるのはいい考えだと思い、彼女はマーサをあえて除いて、ほかの女の子をアシスタントに選んだのだった。

「マーサは二度とわたしに口をきいてくれませんでした」彼女は悲しげに言った。「そして彼女はわたしの最後の親友だったんです」。それから彼女は、生涯にわたる孤独と、自分が人と親密になる可能性を故意に避けてきた歴史を私に語り始めたのだった。また他の連想では(彼女に密着してきた頭のイメージからの)、四年生のときの先生が、まるで何かとても優しいことを囁くようなしぐさで頭を彼女に近づけてきたのに、そうではなくこう囁いたのだ。「なんであんなことをしたの?」夢のなかのヒゲは、私のヒゲを連想させ、私が彼女に近づきすぎることの恐怖を思い起こさせた。このように、次の夜に眠りにつこうとするときにまた夢とつながりをもつことは、状況に関連した記憶の例であり、これはそれほど珍しいことではない。

82　最初の夢に注目すること

一九一一年にフロイトが精神分析における「最初の夢」についての論文を書いてから、セラピストは、セラピー開始後の患者の最初の夢に特別の敬意を払ってきた。フロイトは、この最初の夢は、核心の問題が際立って明確になる視点を提供してくれるので、かけがえのない資料になることが多いという。なぜかといえば、患者の無意識のなかにいる夢織人は、まだ無警戒でガードが緩いからである（修辞的な理由のためだけだが、フロイトはときどき、夢を作り出す心の媒体をまるで独立した小人のように言うことがある）。セラピーの後期になり、セラピストの夢を解釈する能力が明らかになってくると、夢はもっと複雑でわかりにくくなってくる。

79章で最初の夢を二つ述べたが、その予見性を思い出してほしい。最初の夢では、女性弁護士が彼女の父をレイプの罪で起訴した。二つめの夢では、長い旅に出る男性が、デパートでその準備の買い物をしていて、暗い地下に下りていかなくてはならなくなる。他にもまだこういうのがある。

夫が脳腫瘍で死にかけている患者が、最初のセッションの前の夜にこんな夢を見た。

わたしは今までどおり外科医ですが、英語学の大学院生でもあるのです。自分のコースの準備をするために二冊の異なるテキストがあります。古代のものと現代のものですが、両方ともおなじタイトルです。わたしはどっちのテキストも読まず、その学期の準備をしていないのです。とくに第一のテキストである古いほうは読んでなくて、そのテキストを読めば二番目のテキストの準備ができたはずなのです。テキストのタイトルを覚えていますかと尋ねると、彼女は「ええ、はっきり覚えていますよ。古いのも新しいのも、どちらも『無垢の死』というタイトルでした」と答えた。

このきわめて予見的な夢は、これからの私たちの仕事の大部分の輪郭を描いてくれるものだった。古代と現代のテキストとは？　これが何を象徴しているか彼女にははっきりわかっていた。古代のテキストは、二〇年前の弟の交通事故死だった。これから訪れる夫の死は新しいテキストだった。彼女が弟の喪失を潔く受け入れることがない限り、夫の死にも向かい合うことができないだろうと、その夢は伝えていた。なぜかといえば、弟の喪失は彼女の人生を運命づけたからである。神の摂理や、家の安全さ、宇宙に正義が存在すること、年長者が若い者より先に死ぬという秩序感覚、それらの幼い無垢の神話が破壊されてしまったのだ。

最初の夢ではしばしば、差し迫ったセラピーに対する患者の期待や恐れが表現される。四〇年を経た今でも、私自身の分析での最初の夢は、鮮やかに心に残っている。

わたしは医師の診察台の上に横たわっていた。上にかかっているシーツは、わたしを覆うには小さすぎた。看護婦が私の足――脛――に針を突き刺すのが見えた。突然、何かが爆発したような、ゴロゴロシューッという音が鳴り響いた。フォーシュ!!」

この夢の中心になるフォーシュというやかましい音の意味は、すぐにわかった。子どもの頃、私は慢性的な副鼻腔炎で悩んでいて、冬になると母にデービス先生のところへ膿の排出と洗浄のために連れていかれたのだ。私はデービス先生の黄色い歯と、耳鼻科医が着けるヘッドバンド上の丸い鏡の真ん中から私を見る魚のような片目が嫌いだった。受診したときのことを私は思い出した。彼が排官を膿の穴に挿入し、鋭い痛みを感じ、それから耳をつんざくばかりのフォーシュ！という音、挿入された生理食塩水が私の膿を洗浄する音を聴くのだった。思い出すのは、半円形のクローム製の排水器のなかで振動している気持ちの悪いものを観察しながら、自分の脳髄の一部が膿や鼻水といっしょに洗い出されてしまったのではないかと考えていたことである。

これから訪れる分析への不安は、この夢に表現されていた。私は曝され（小さすぎるシート）、苦痛とともに侵入され（針を刺しこむ）、正気をなくし、洗脳され、身体の長く固い部分に耐えがたい傷を負って苦しむ（脛の骨として表現される）のである。

ある女性の患者は、最初のセッションの前の晩に、私が彼女の部屋の窓全部をこわし、彼女の心臓めがけて麻酔注射をする夢を見た。私たちはその心臓への麻酔注射について話し合った。彼女は非常に成功した科学者だったが、そのキャリアを転換して画家になりたいという強い誘惑に駆られていた。彼女は私のセラピーが、自分のアーチストとしての心を眠らせ、もっと理性的ではあるが気の抜けた人生の道筋を歩むよう強制するのではないかと恐れていた。

こういう夢は、セラピーに対する誤解が深く、また執拗でもあることを教えてくれる。見かけに欺かれないように。新しい患者はセラピーに恐怖と当惑を感じているという前提で、各々の患者にこれからの精神療法の過程に向けて準備をしてもらうことを忘れないようにしなさい。

83 セラピストが出てくる夢はとくに注意して

私は、患者が語る夢のなかでセラピストが出てくるものほど大事なものはないと考えている（あるいは、セラピストの象徴的代理のようなものでもいい）。こういう夢は、セラピーからの収穫の大きな潜在的可能性を表わしているし、次のような例が表わすように、慎重な刈り入れに寄与するのである。

ある患者はこんな夢を見た。

わたしは先生のオフィスにいたのですが、先生はわたしにこう言うのです。「あなたは変人ですねぇ。あなたのような人には会ったことがありませんよ」

いつものように、私はその夢にまつわる感情を尋ねた。「温かくていい気持ち」と彼は答えた。この患者は奇妙で儀式的な強迫的行動をたくさんしていたが、長所が多いのに自分を過小評価するのが特徴的だった。長所とは彼の知性、幅広い知識と興味、熱心に人の役に立つ生活をしていることなどである。彼は、私が彼の奇妙なところにだけ関心をもつのだと信じ込んでいたのだ。まるでサーカスの幕間の見世物を面白がるみたいに自分を見るのだ、と思っていたのだ。この夢が導いてくれたのは、大切な部分だった。彼は生まれてからずっと、他人と関わるときの流儀として風変りであろうとしてきた。ほどなく、これが手がかりになって、彼が自分が空っぽで、浅薄でサディスティックな空想をしているから他の人から遠ざけられてしまうのではないかという怖れと自己卑下とを抱いていることがわかってきた。

また別の患者の夢。

わたしは六年生で、先生とわたしは教室でセックスしています。わたしは裸なのに、先生はまだ洋服を着たままです。わたしは、先生が十分満足したかどうか尋ねるのです。


この患者は、グラマースクールの先生に性的に犯されていた。そして最近のセッションでそのことを話し合った際、非常に動転していた。その夢を二人で考えていくと、はっきりとした問題がいくつか見えてきた。彼女は、私と性について親密なディスカッションをすると、性的な刺激を受けるのを感じていた。「先生と性について話すと、何だか先生とセックスしているような感じになるんです」と彼女は言った。そして彼女は、私も彼女の開示によって刺激を受けていて、覗き見的な喜びを得ているのではないかと疑っていた。お互いの開示が公平でないのが不愉快な感じがすると、彼女は話した――私たちのセッションでは、私はすべて包み隠したままで、彼女は裸にされているようだというのだ。私が性的に満足したかどうかという夢のなかで持ち出された質問は、彼女が与えられるのは、ただひとつセックスだけで、もしそれに失敗したら私に見捨てられるという恐れの反映だった。

また別の夢。

わたしはスキップフロアのある家にいました。そこには十歳の女の子がいて、それをバラバラにしようとしていたので、わたしが彼女と闘って追い出したのです。すると、たくさんの生活用品を積んだグッドウィルの黄色いトラックが走ってきて、わたしがいる部屋の土台めがけて何度も何度もぶち当たるのです。こんな言葉が聞こえました——「またしても救いの手に痛い目に遭わされる」

この夢での私の役が、彼女の家の土台を脅かすグッドウィルのトラックであることは間違いない。しかし、万が一それに気づかなかったとしても、この夢は重ねて付け加えている。「またしても救いの手に痛い目に遭わされる」。この抑圧され萎縮した女性の患者は、アルコール依存症者がいる家庭に育って、近所の人たちに秘密が漏れないよう大変な努力をしてきた。この夢は、さらけだすことに対する彼女の怖れと、優しく慎重にしてくれという私に対する警告を表していた。

また別の臨床的事例。そろそろセラピーも終りに近づいてきたという頃、ある女性患者がこんな夢を見た。

わたしと先生は、一緒に会議に出席するためにホテルにいます。そのうち先生が、わたしが先生の隣の部屋をとれば一緒に寝られるねと言うのです。それでホテルの予約デスクへ出向き、わたしの部屋を変えてくれるように手配します。少したってから、先生は気が変わって、やはりやめておいたほうがいいと言いました。それで、わたしは変更をキャンセルしようとまたデスクへ行きます。でも手遅れでした。荷物は全部、新しい部屋に移動済みなのです。けれど新しい部屋はとてもいい部屋だったのです——もっと広くて、高くて、眺めがいいのです。そして、ルームナンバーの929という数字は数秘学的にも、ずっと縁起の良い数字だったのです。

この夢は、この患者と私とがセラピーの終結について話し合いはじめたときに見た夢である。これは、私に対する彼女の見方を表わしている。最初、私は彼女にとって魅力的だった（つまり、夢のイメージで私が彼女と隣接した部屋をとり、一緒に寝ようと誘うということである）。そして、彼女は私の近くにくることでそれに答えた（彼女は部屋を変更する）。しかしその後、彼女とセックスしようとしていた私の気が変わったとき、彼女は古いほうの部屋をとれなかった――つまり、すでに彼女は何らかの変更できない変化を遂げてしまっていたのである。しかもその変化は良いほうの変化だった――新しいほうの部屋はもっといい部屋で、健康に良いという数秘学的な含みもあった。この患者は、並外れて美しい女性で、セクシーな雰囲気を発散していた。そして過去に会った男とはすべて、あからさまなセクシュアリティ、あるいは昇化されたセクシュアリティを通じて関係してきた。その夢は、私たちの間の性的エネルギーはセラピー上の連帯を固めるためには必要不可欠のもので、それはひとたび適正におさまれば、後戻りしない変化を促進したということを示唆している。

もうひとつの臨床的事例――

わたしは先生のオフィスにいます。ソファには、髪に赤い薔薇をつけた美しい黒い瞳の女性が寄りかかっているのが見えます。わたしが前に行くと、その女性は最初見えたときと違う様子なのに気づきました。彼女のソファは本当は棺台で、彼女の目は美しくて黒いのではなく、死のために黒いのです。そして真紅の薔薇は花ではなく、血塗られた致命的な傷の跡なのです。

その患者（私の小説『ママと人生の意味』に何度も描写されている）は、私を「現実の人間」と思って関わるのがイヤだと何度も言っていた。この夢をめぐって私たちはディスカッションしたが、彼女はこう言った。「この女性はわたし自身だと思います。そしてわたしに近づく人は誰でも、まさに近づいたそのことで、死へと招待されてしまうのです。――これが先生を遠ざけるもう一つの理由であり、先生が近づき過ぎないようにしようとするもう一つの理由です」

その夢から、彼女が「呪われている」というテーマに入っていくことになった――彼女が愛したたくさんの男性が死んでいったので、彼女は自分が死を運んでいるのだと信じてしまったのだ。それが私を現実のものにしたくない理由だった——私に時間の外にいてほしいと思っていたのだ。人生という物語——つまりその軌道には最初があり、そして当然だが、何よりも最後がある——抜きのところにいてほしかったのである。

他にも私が患者の夢に現れた例が、ノートに無数につまっている。ある患者は私の腕時計におしっこをかける夢を見た。別の患者は私の家に入りこんで歩きまわり、私の妻に会い、家族の一員になった夢を見た。私が歳をとってくると、患者たちは私の不在や死を夢見るようになった。「まえがき」で、私は一人の患者の夢を書いた。その人は、私のオフィスに入ったのだが、そこにあったのは帽子掛けだけで、私のパナマ帽が蜘蛛の巣にまみれてかかっていたのだった。また別の人は、オフィスに入ってくると私のデスクに図書館員が座っていて、このオフィスは記念図書館になると告げたのだという。セラピストなら誰でも、また別のいろいろな例を挙げることができるだろう。

84 職業病に気をつけること

精神療法を実践するためのつつましやかなセッティング——座り心地のいい肱掛椅子、上品な家具調度、優しい言葉、シェアリング、温かさ、親密な関与——それらのものは、しばしば職業病を見えにくくする。精神療法は、きつい仕事である。そして腕のよいセラピストであるためには、この仕事につきものの孤独や不安、フラストレーションに耐えなくてはならない。

患者たちが親密性を追求するのを大切に見守りながら、セラピストのほうは重い職業病として孤独を経験せざるを得ないのは何とも皮肉な話である。それでも、セラピストは孤独な生き物であることがあまりに多すぎて、勤務時間中は一対一のセッションに閉じ込もって過ごし、よっぽど努力して自分の生活に同業仲間との活動を組み込まない限り、ほとんど仲間と顔を合わせる機会もない。そう、もちろん毎日の一対一のセッションには親密性が溢れているが、それはセラピストの生活をサポートするに充分なタイプの親密性ではない。友人や家族との深い愛情による関係から出てくるような、心の栄養や刷新をもたらしてくれるものではない。相手のためにそこにいるということと、自分にも相手にも同等な関係に身を置くのとではまったく違うのである。

私たちセラピストは、自分の個人的な人間関係をおろそかにすることがあまりに多過ぎる。仕事が人生になってしまうのだ。自分のすべてを出しきってしまって、一日の仕事が終わると、もっと人と気持ちのつながりをもちたいと欲求は干上がってしまっている。おまけに、患者たちがあまりに感謝し、崇め、理想化してくれるせいで、私たちが何でも知っていて優秀なのに気づいてくれないのだと、家族や友人に感謝できにくくなるという危険にさらされている。

そもそもセラピストの世界観は、それ自体孤立的である。ベテランのセラピストたちは人とのつながりにまったく違う見方をしており、ときどき冠婚葬祭や官僚主義的なやり方に堪えられなくなったり、社交的な集りでの薄っぺらな出会いやおしゃべりを我慢できずに逃げ出したりしてしまう。旅行中は、他人との接触を避け、人々の屈折した反応に嫌気がさして職業を隠すセラピストもいる。理由もなく怖がられたり、低く評価されるのにウンザリしているだけでなく、過大に評価され、心を読むことができるとか、多種多様な問題にその場で解決策を出せると思われることにもウンザリしているのである。

毎日の仕事で直面する理想化や格下げに馴れっこになっていそうなものだが、そういうことはまずない。それどころか、胸中にはしょっちゅう自信喪失と自己肥大のさざ波が立ち騒いでいるのだ。実際内的な変化はどれもみなそうなのだが、こういう自己に対する信頼の変動は、セラピーの妨げにならないようにセラピストによって慎重に精査されなければならない。セラピストを混乱させる実生活での経験――人間関係の不安、子どもの誕生、子育てのストレス、死別、結婚生活の不和、離婚、思いがけない挫折、人生の災厄、病気――はすべて極度に緊張を高め、セラピーをむずかしくするのである。

このような職業病は、その人の仕事のスケジュールによっても影響を受ける。個人的に経済的なプレッシャーに迫られ、一週間に四〇から五〇ものセッションをこなしているセラピストはさらに一段と大きなリスクにさらされていると思う。私は精神療法を、専門職というより天職だと思っている。もし奉仕することより蓄財のほうが主要な動機なら、精神療法家として生きるのは良いキャリア選択とは思えない。

セラピストが意気阻喪するのは、その人の仕事の範囲にも関係している。あまりに専門化することは、とくに臨床的な分野では、大きな苦痛と荒廃とを背負い込むことになる――たとえば、死にゆく人、慢性的な不治の病いの人、精神病の人を専門に仕事をするのは、セラピストにとって大きなリスクである。自分の仕事にバランスをとり、多様性をもたせることが、気持ちを切り替えるのに非常に役立つと私は考えている。

前に患者と性的な関係になる違反行為について述べたとき、セラピストと患者の人間関係は、力関係に差がある搾取的人間関係に相似していると指摘した。しかしここには、大きな違いがひとつある。セラピーという営為の強烈さに内在するものである。セラピー的絆は非常に強くなることがあり得る――あまりにたくさんのことが明らかになり、あまりにたくさんのことが尋ねられ、あまりにたくさん与えられ、あまりにたくさん理解されると、「愛」が生じる。それは患者にだけではない。セラピストにも生じるのである。そしてセラピストは、その「愛」をキリスト教的同胞愛の範囲にとどめ、エロスへとずれていくことのないようにしていなければならない。

精神療法家の生活上のストレスのなかで、とくに悲惨なものが二つある。患者の自殺と医療過誤訴訟である。

もし困難な患者たちのセラピーをしているのであれば、私たちはいつも自殺の可能性とともに暮さなくてはならない。経験を積んだセラピストのほぼ五〇%が、セラピー中の患者か過去に患者だった人の自殺や、深刻な自殺未遂に遭っている。たとえどんなに円熟したベテランのセラピストでも、ショックや悲しみ、罪悪感、無力感、患者への怒りで苦しむことになるだろう。

医療過誤訴訟に直面したセラピストも、同じように辛い思いを経験する。今日のような訴訟社会では、能力があるとか誠実であることがセラピストを守ってくれるわけではない。私の知っている優秀なセラピストもほとんど全員が、少なくとも一度は訴訟を起こされたことがあるし、訴訟すると脅しを受けたことがある。訴訟を経験すると、セラピストは深く裏切られた気分を味わう。奉仕の人生に自分を捧げると決意してから常に患者が成長していくように努力してきたのに、セラピストは深く揺らぎ、時としてその経験のために永久に変わってしまうこともある。最初の見立てをするときに、また新たに不愉快な考えが湧いてくるのだ。「この人は私を訴えるだろうか?」私は医療過誤の訴訟で意気阻喪したあまり、早期引退を決めたセラピストを個人的に知っている。

フロイトは六〇年前に、セラピストは五年ごとに改めて個人的な分析を受けたほうがいいとアドバイスしていたが、それはセラピストが頻繁に原初的な抑圧されたものに曝されているためだと言った。彼はそれを危険なX線への被曝になぞらえた。セラピストの抑圧された本能的な欲求が喚起されるというフロイトのこの懸念に同調しようとしまいと、セラピストの内面的な作業は永遠に継続されなければならないという彼の信念に反対するのはむずかしいと思う。

私は個人的には、精神療法家のサポートグループが、このような多くの災難に対抗する力強い防壁になると感じている。ここ一〇年ほど、私は同じぐらいの年齢で同じくらいの経験の男性セラピスト一一人からなるリーダーのないグループに出席している。隔週で九〇分の会合である。しかし、このグループの特性が大事なわけではない。たとえば私はもう何年も、年齢もさまざま男女入り混じった精神療法家のための週毎の治療グループを行っているが、とても成功している。肝心なのは、個人的・職業的なストレスについてシェアするための安全で信頼できる場を提供できることである。グループのことをどう呼ぼうとそれは関係ない。つまり、「治療グループ」でも「サポートグループ」(それはメンバーにとって、たまたま治療的にもなる)でもかまわない。

もし、メンバー間に反発を伴う人間関係の混乱がなければ、経験を積んだ臨床家のグループにプロのリーダーは不要である。実際、指名されたリーダーがいなければメンバーは自分の鋭く研ぎ澄まされたスキルをより存分に発揮できるかもしれない。また一方で、あまり経験のないセラピストのグループは、ファシリテータであり師として援助してくれる経験豊かなリーダーから学ぶことができる可能性もある。サポートグループを作るのは、普通考えるよりずっと簡単である。熱心な人が一人か二人、気の合う同僚のリストを作り、彼らとコンタクトをとって、企画したセッションの時間と場所をアレンジしようと決心する、必要なのはただそれだけである。

私の見方では、グループというのは人を変化させサポートを生み出す強力な道具である。経験豊かな臨床家の集まりには当然内在する資源と技術に、グループがもつこの働きを組み合わせてみれば、私がなぜこんなに熱心にセラピストたちにそういう機会を利用しなさいと勧めるのかは明らかだろう。

85 セラピストとしての恩恵を忘れずに

私は同僚のセラピストたちが、自分の人生には意味がないと嘆いているのを聞いたことがない。セラピストとしての人生は奉仕の人生で、私たちはそこで、毎日自分自身の願いを超えて、自分のまなざしを他者の成長、他者の必要へと向けていく。私たちは、患者の成長から喜びを感じるだけでなく、その波及効果からも喜びを感じる。つまり、患者が生活していくうえで接触する人々のうえにも健全な影響を及ぼすことである。それは大変光栄なことである。そしてまた、大きな満足もある。

これに先立つ職業病の議論で、私たちの職業には難儀で終りのない内省と内的な作業が必要だということを述べた。しかしその必要性こそが、重荷というより特権なのである。それが内に組みこまれた沈滞に対抗する防衛機能となるからである。意欲的なセラピストは、自己についての知識と気づきに関してはつねに進化し、成長し続けるものである。他人の心と存在の深い構造について検討しつつその人を導くなどということは、同時に自分自身についても精査していなければできないことである。自分が人とどう関係しているか考えない限り、患者に対人関係へ目を向けるようにとは言えない。私は患者からたくさんのフィードバックをもらっている（例を挙げてみれば、私は抑制的、拒否的、手厳しく、冷たい、そしてお高くとまっている等である）。どれも私は真剣に受けとめなくてはならない。そういう言葉が私自身の内的な体験と一致しているか、他の人たちからも同じようなフィードバックをされたことがあるか、私は自分自身に問うてみる。もしそのフィードバックが正確で、私の盲点を照らし出すものだと判断したら、私はその患者に感謝して礼を言うと思う。もしそれをしなかったり、正確な観察の信憑性を否定するとしたら、それはその患者の現実に対する見方を攻撃することとなり、セラピーではなく反セラピーをしていることになる。

私たちは秘密の守り手である。患者たちは毎日、今まで誰にも打ち明けたことのない秘密という名誉を私たちに与えてくれる。それらはこれまで、誰にも打ち明けたことのないものである。そのような秘密を渡されるというのは、ごくごく少数の人にだけ与えられる特権である。このような秘密は社交的な虚飾や、役割演技、虚勢や、ウケ狙いの言動を抜きにした、人間の状態の舞台裏の風景を提供してくれる。時としてその秘密は私をしおれさせ、私は家に帰って妻を抱きしめ、自分の恵まれている点を数え上げたりする。また別の秘密は、私のなかで鼓動し、どこかへ置き去りにして長い間忘れていた記憶や衝動を喚起する。また他の秘密は、恥や自分を許せないことが、いかに人生を徒《いたずら》に浪費させてしまうかという実例をつきつけて、悲しい思いにさせられる。

秘密の守り手たちには、曇りのないレンズを通して世界を見ることが許されている。その視野は、ゆがみや否定や幻想が少なく、ものごとが本当はどういう姿なのかという視野である（これに関連して、卓越した分析家アレン・ウィールスが書いた本のタイトルを考えてほしい。『事物の本当の姿』『ものごとのありかた』『幻想のない人』である）。

私たちすべてが（セラピストも患者も）辛い秘密の荷を背負っているということがわかって他の人と対していると、私は相手に近づくことになる。辛い秘密とは、自分のした行為への罪悪感、やらなかったことを恥じる感覚、愛され大切にされたいという渇望、深いところにあるもろさ、不安、恐怖などである。秘密の守り手として歳を経るにつれ、私は優しく、受容的になってくる。虚栄や尊大さでいっぱいの人に会ったとしても、無数の破壊的情熱にかき乱された人に会ったとしても、私は彼らの根底にある秘密の痛みを直感し、批判よりもむしろ同情を感じるし、何よりも彼らとつながっていることを感じる。私は仏教の修養研修で初めて正式な

「親愛の瞑想」を経験したとき、それがとてもなじみ深いものに感じられた。一般的に考えられているよりもっとたくさんのセラピストたちが、「親愛」という領域にはなじんでいるのだと思う。

私たちの仕事は、自らを乗り越えて進化成長し、人間が置かれた状態の真実であると同時に痛ましい認識へと到る明晰な洞察に恵まれる機会を与えてくれるだけではない。私たちは、さらにそれ以上のものを提示されているのだ。

私たちは知的挑戦を受けている。この上なく壮大でこの上なく複雑なものの追求に我を忘れる探検家となるのである。それは、人間の心を成長させ維持していくことへの追求である。患者と手に手をとり、私たちは大きな発見の喜びを満喫する——大きな発見では「アハ体験」つまり、バラバラの観念の断片が急になめらかにスライドして一つの統一体になるのである。また別のときには、私たちは産婆役になって、何か新しく革新的で崇高なものが誕生するのに立ち会うのである。患者が古い自滅的なパターンを手放し、古い不満から離れ、生きることへの熱意を育み、私たちを愛することを学び、そしてそれらの行動を通して、他の人々に優しくなるのを見つめるのである。相手が自分自身の知恵の源泉の蓋を開けるのを見るのは喜びである。時として、私は患者を連れて彼らの家を案内するガイドになったような気がする。彼らがいまだかつて入ったことのない部屋のドアを開け、彼らが追い出されていた部分も含めて新しい棟を見つけるのを見ているのはなんという楽しみだろう。新しい部分は、アイデンティティの知的で美しく、創造的な部分なのだ。時として、その最初のステップは夢をめぐるセラピーのなかにある。患者と私が二人とも、暗闇から独創的な構造や煌くイメージが現れてくるのに魅せられるのである。創作の指導をする教師も同じような経験をするのではないかと、私は思う。

最後に、伝統ある尊敬すべきヒーラーの系列に属している途方もない名誉のことを考えると、私はいつも心を打たれる。私たちセラピストは、伝統の一部である。それは現代に直結した精神療法の先達たち——フロイトから始まったユングや彼らの先達者——ニーチェ、ショーペンハウアー、キルケゴール——だけでなく、キリスト、仏陀、プラトン、ソクラテス、ガレノス、ヒポクラテス、そしてあらゆる宗教的指導者や哲学者、医師たちのように、時間というものが始まったときから、人の悩みに対し聖職者の役割を果たしてきたという伝統なのである。

訳者あとがき

本書は、精神科医であり精神療法家でもあるI・ヤーロム博士が初心のセラピストのために綴ったカウンセリングの秘訣集である。彼自身の45年にわたる臨床経験をもとに、次世代のセラピストにその真髄を伝えようと意図したものである。

日本では、ヤーロムと言えば「集団精神療法」の権威と見る心理療法関係者が多いだろう。しかし米国では、彼は「実存精神療法家」としても名を知られている。彼の *Existential Psychotherapy* や *Love's Executioner*（邦題『恋の死刑執行人』）は、心理学を学ぶ学生にとって必読文献となっていると聞く。本書も実存精神療法の考え方を基礎にしたカウンセリングの方法を、初心者にもわかりやすいよう、具体的・実践的に指南したものである。

実存精神療法といっても日本ではまだなじみが薄い。方法論については、本書の「まえがき」に概略が書かれているのでそれをお読みいただきたい。実存精神療法の源泉はヨーロッパの実存主義哲学である。キェルケゴール、ニーチェに始まり、ヘーゲル、ヤスパースらがその流れを汲む。文学者としては、ドストエフスキーをそのなかに含める人もいるが、サルトル、カミュが日本では有名である。

実存主義哲学は、抽象的・客観的・合理的に本質を探っていこうというそれまでの西洋哲学のアンチとして生まれてきた。人間存在という「事実」はそのような探索に先行しており、我々は非合理的、主観的な自分の存在から思考していかざるを得ないというのがその主張であり、人間の置かれている必然的な状況、「死」「不安」「自由」などを射程に入れることとなる。

実存精神療法は、この考え方を精神療法に組み込んだものであり、ルートヴィヒ・ビンスワンガーの「現存在分析」に始まる。ヨーロッパではM・ボス、E・ミンコフスキー、そしてV・フランクルの「ロゴセラピー」として広がりを見せたが、米国にはそのままの形では輸入されず、ロロ・メイが一九五八年に*Existence*を執筆することによって初めて紹介された。ヤーロムは、そのロロ・メイに教育セラピーを受けている。

実存精神療法には、他の流派の治療法のように研究機関もなく、機関誌もなく、研究の統計的発表もない。セラピーによって人生それ自体を問い、思考し、変化していくときに、それをどうやって計量化できるのか、というのがヤーロムの主張である。

本書を読んでおわかりと思うが、このセラピーでは、特定の技法が前面に出るわけではない。セラピストとクライエント（ヤーロムは「患者」と呼ぶが）の「関係性」が「今―ここ」の視点から扱われる。セラピストは「白いスクリーン」として存在するのではなく、「透明」で患者からも把握可能な「人間」として向かい合う。セラピーは「人間と人間」との関わり合いとなり、セラピストはそれぞれ独自な存在としての患者と共感的に関わり合う。セラピーの場においては、単なる技法を超えたものが動き出すこととなる。

しかし、このような解説は、本書には不要なのかもしれない。少しでもカウンセリングというものに関わったことのある人は（セラピストであっても患者であっても）ひとたび各章を読み始めれば、生き生きと描き出される多彩な事例に魅惑されることだろう。

そしてもうひとつ、著者ヤーロム自身の姿勢に魅力を感じる読者も多いことと思う。彼は、治療者然としていない。セラピーの前提とされていたようなことを臨機応変に覆す。必要と思われるときには、患者に電話をし、患者の作品展に行ったり、家を訪ねたり、請われればハグすることもある。

訴訟社会米国では、カウンセリングという行為も常に訴えられる危険性にさらされている。カウンセリングには「転移、逆転移」がつきもので、それを利用してセラピストが患者と性関係に及ぶことがある。それに対して患者側から訴えられ、資格を剥奪されるセラピストがいるわけだが、それが高じてほんの少しのことも「セクシャル・ハラスメント」として訴訟されてしまう危険性が出てきた。APA（American Psychological Association）など関係団体では「倫理コード」のなかで、インフォームド・コンセント、守秘義務、性的関係の禁止など様々な規約を定めている。そのなかに「多重関係の回避」ということがあり、患者に対して治療者─患者以外の関係をもたない、ということがある。つまり患者と恋人になったり、友人になったりしない、そういう親しい関係だった人のセラピーをしないということである。上記は当然守るべき規定だが、このような規約の影響、訴訟への防衛、またフロイトの唱えた禁欲原則など、様々な要因があいまって、セラピストは当然のごとく「絶対に患者に触れない」「面接室以外の場所で会わない」「セラピスト自身のプライバシーはなるべく開示しない」などの姿勢をとるようになってきた。「相談室のなかの謎の人」になることに徹する姿勢である。

ヤーロムはしかし、セラピーのために必要であれば、セラピストと患者の境界を守りながら、臨機に対応する。彼は問う。「そんなに不透明に自分を隠していながら、他の人と真摯に出会うことができるのだろうか？」（110ページ）

彼のこのような姿勢は、彼が集団療法から体得した部分も大きいと思う。グループのなかでは、「共感」が大きな要因となり、その集団で治療者（あるいはリーダー）も自己開示し、共感することがセラピーを促進するということを身をもって知っていたからこそ、個人セラピーでの頑なな秘密主義に抵抗を覚えたのではないか。

また彼自身、これまでに何百回もの個人セラピーを受けたという謙虚な姿勢も、彼のセラピーを支えるもののひとつだろう。臨機にふるまうには、それを裏打ちするだけの深い自己洞察が必要なのだ。むやみに恣意的にふるまうのとはわけが違うのである。

彼のセラピーでの実践を読み進めるうちに、読者は、ヤーロム個人の誠実さ、患者と向かい合う真摯な姿勢、患者への愛情、プロフェッショナルとしての責任感と努力とに深い感銘を覚えるのではないかと思う。


アーヴィン・ヤーロム（Irvin David Yalom）は、スタンフォード大学の名誉教授であり、医師であり、精神療法家である。彼は一九三一年六月十三日にロシア系ユダヤ人の移民の子として、ワシントンＤＣで生まれた。家業は食料品店で、それも黒人の多い貧民街に住んでおり、外があまりにも危険だったので家のなかで本を読む習慣がついたのだという。両親は教育もなく、彼は図書館に通って片っ端から読書をしたが、おもに伝記物に魅了されたという。そして当時から小説家になる夢を持っていた。

彼は最初ジョージ・ワシントン大学を卒業、ボストン大学の医学部で医師の資格をとった。その後、「ドラゴンのような」母親との深い葛藤のため、ワシントンＤＣを離れ、合衆国の反対の端であるサンフランシスコに移動した。決して彼を肯定しない支配的な母親との葛藤については、彼の短編 *Momma and the Meaning of Life* に描写されている。

精神療法家としての彼の履歴は本書に詳しいが、経済的な需要にこたえる形で興隆してくるブリーフセラピーなどからは一線を画し、つねに傍流を歩いてきたと言っている。

しかし彼の最初の著書 *The Theory and Practice of Group Psychotherapy*（1970）は、精神療法を学ぶ学生のテキストとされ、七〇万部も版を重ね、一二ヶ国語に訳されるものとなった。その後も *Existential Psychotherapy* などテキスト的なものを著したが、やがて、物語で精神療法を語るようになり、臨床の傍ら、数々の本を著し、そのなかでも *When Nietzsche Wept*（邦題『ニーチェが泣くとき』）は、Commonwealth Gold Medal の最優秀小説賞を得ている。彼は現在もサンフランシスコに住み、臨床、ワークショップ、著作などの活動を続けている。おもな著書は左記のとおり。
The Theory and Practice of Group Psychotherapy（M.Leszczとの共著 Basic Books, 1970） 邦訳『グループサイコセラピー』（川室優訳、金剛出版）
Every Day Gets a Little Closer（Basic Books, 1974）
Existential Psychotherapy（Basic Books, 1980）
Inpatient Group Psychotherapy（Basic Books, 1983） 邦訳『入院集団精神療法』（長谷川病院集団精神療法研究会訳、へるす出版）
Love's Executioner and Other Tales of Psychotherapy（Basic Books, 1989） 短編集 邦訳『恋の死刑執行人』（中野功夫他訳、三一書房）
When Nietzsche Wept（Basic Books, 1992） 小説 邦訳『ニーチェが泣くとき』（金沢泰子訳、西村書店）
Lying on the Couch（Basic Books, 1996） 小説
The Yalom Reader（Basic Books, 1998） アンソロジー
Momma and the Meaning of Life（Basic Books, 1999） 短編集
The Gift of Therapy（HarperCollins, 2001） 本書
The Schopenhauer Cure（Harper Collins, 2005） 小説
ヤーロムの著作、業績などについては彼のＨＰがある。
http://www.yalom.com/

最後に訳者がなぜ本書を翻訳しようと思ったか、ひとこと書いてみたい。私自身がずっとグループに関わっ

てきたということもあり、集団精神療法についてはヤーロムを読んで学ぶことが多かった。それに加え、小説『ニーチェが泣くとき』を邦訳で読んで、彼の多彩な才能に驚いた。ニーチェの時代を背景に、精神療法をこのように描写し創作するとは、なんて大胆な試みだろう。それから手にとったのが、この *The Gift of Therapy* である。ここにはまた違うヤーロム博士がいた。患者と真摯に「人間として」向き合う彼の生《なま》の姿が感じられ、一気に読んでしまった。私自身、森田療法を専門とする立場から、フロイトの禁欲原則に影響を受けていない森田正馬の治療者としての姿勢に新鮮なものを感じていたので、本書のヤーロムの立ち位置に、それと共通するものを感じたのかもしれない。

現在カウンセリングを行っている人、これから学ぼうとする人々にこの本は多くのことを示唆してくれると信じている。またセラピーと直接関わりのない人にとっても、「精神療法物語」として様々な気づきを与えてくれるに違いない。

セラピーは技法だけに支配されるものではなく、経験のみで語れるものでもない。知識だけでは歯が立たず、マニュアルは役に立たない。では、セラピーとはいったい何なのか？ ヤーロムの「精神療法物語」はそれを私たちに語ってくれているのだろう。

最後に、この翻訳作業を気長く見守り、適切な校正、訂正をしてくださった白揚社編集部の鷹尾和彦氏、上原弘二氏のお二人に深く感謝したい。そして米国にいて私の質問につきあってくださった中本晃代氏、メールでの質問に答えてくださったヤーロム博士ご本人にもこころからの感謝を伝えたい。

二〇〇七年九月

岩田　真理

p.219 — Ruthellen Josselson, *The Space Between Us* (New York: Sage, 1995), p.201.

p.225 — D. W. Winnicott, "Hate in the Counter-transference," *International Journal of Psychoanalysis 30* (1949): 69.

p.232 — Drew Weston and Kate Morrison, "A Multidimensional Meta-Analysis of Treatments for Depression, Panic, and Generalized Anxiety Disorder: An Empirical Examination of the Status of Empirically Supported Therapies," *Journal of Consulting and Clinical Psychology*, December 2001, Volume 69, Number 6.

p.253 —ジクムント・フロイト『夢解釈：1900 年』（新宮一成訳　岩波書店 2007）

p.253 —この２つの夢については、*Momma and the Meaning of Life* のなかで述べている。

p.264 —ジクムント・フロイト『終わりのある分析とない分析』（フロイト全集 21　岩波書店　近刊）

p.95 — Irvin Yalom, "Group Therapy and Alcoholism," *Annals of the New York Academy of Sciences 233*（1974）: 85-103.
p.97 — Yalom, S. Bloch, S. Brown, "The Written Summary as a Group Psychotherapy Technique," *Archives of General Psychiatry 32*（1975）: 605-13.
p.98 —シャーンドル・フェレンツィ『臨床日記』（森茂起訳　みすず書房　2000）
p.99 — Irvin Yalom, *Lying on the Couch*（New York: Basic Books, 1996）.
p.106 —ピーター・ローマス『愛と真実：現象学的精神療法への道』（鈴木二郎訳　法政大学出版局　1980）
p.121 —フリードリヒ・ニーチェ『ツァラトゥストラ』（手塚富雄訳　中公クラシックス　2002）
p.123 — Louis Fierman, ed., *Effective Psychotherapy: The Contributions of Helmut Kaiser*（New York: The Free Press, 1965）, pp. 172-202.
p.123 —アーヴィン・ヤーロム『ニーチェが泣くとき』（金沢泰子訳　西村書店 1998）
p.125 —ハリー・スタック・サリヴァン『精神医学的面接』（中井久夫他訳　みすず書房　1986）
p.129 — J.Luft, *Group Processes: An Introduction to Group Dynamics*（Palo Alto, Calif.: National Press, 1966）.
p.143 — I. Yalom, M. Liebermann, "Bereavement and Heightened Existential Awareness," *Psychiatry* 1992.
p.147 — Irvin Yalom, *Existential Psychotherapy*（New York: Basic Books, 1980）, p.146.
p.163 — J. Gardner, *Grendel*（New York: Random House, 1989）.
p.164 —マルティン・ハイデガー『存在と時間』（原佑他訳　中公クラシックス　2003）
p.186 —フリードリヒ・ニーチェ『悦ばしき知識』（信太正三訳　ちくま学芸文庫　1993）
p.186 —フリードリヒ・ニーチェ『権力への意志』（原佑訳　ちくま学芸文庫　1993）
p.212 — 1882年8月4日付P・ガスト宛ニーチェ書簡：cited by P. Fuss and H. Shapiro, in *Nietzsche: A Self-portrait From His Letters*（Cambridge: Harvard University Press, 1971）, p. 63.
p.212 —フリードリヒ・ニーチェ『善悪の彼岸』（ニーチェ全集第2期第2巻　吉村博次訳　白水社　1983）
p.214 —エーリッヒ・フロム『愛するということ』（鈴木晶訳　紀伊國屋書店　1991）
p.216 — 1970年、Erik Erikson 私信。

註

p.4 ―エリク・エリクソン『アイデンティティ：青年と危機』（岩瀬庸理訳　金沢文庫　1982）

p.17 ―カレン・ホーナイ『神経症と人間の成長』（ホーナイ全集6　榎本譲他訳誠信書房　1988）

p.21 ― 2001年、C. P. Rosenbaum 私信。

p.23 ―アンドレ・マルロー『反回想録』（竹本忠雄訳　新潮社　1977）

p.23 ―アルトゥール・ショーペンハウアー『随感録』（秋山英夫訳　白水社　1998）

p.23 ― Arthur Schopenhauer, *The Complete Essays of Schopenhauer*, trans T. Bailey Saunders（New York: Wiley, 1942）, p.2.

p.25 ―ヘルマン・ヘッセ『ガラス玉遊戯』（ヘルマン・ヘッセ全集15　渡辺勝訳　臨川書店　2007）

p.32 ― 1988年、Ram Dass との会話。

p.35 ― Carl Rogers, "The Necessary and Sufficient Conditions of Psychotherapeutic Personality Change," Journal of Consulting Psychology 21（1957）: 95-103.

p.38 ― Irvin Yalom, *Every Day Gets a Little Closer*（New York: Basic Books, 1974）.

p.38 ―テレンティウス『アンドロスから来たむすめ』（筑摩世界文學大系4　呉茂一他訳　1972）

p.46 ―この夢については、Irvin Yalom, *Momma and the Meaning of Life*（New York: Basic Books, 1999）のなかで述べている。

p.48 ―この出来事については、*Momma and the Meaning of Life* で述べている。

p.81 ― K. Benne, "History of the T-group in the laboratory setting," in *T-Group Theory and Laboratory Method*, ed. L. Bradford, J. Gibb, K. Benne（New York: John Wiley, 1964）, pp. 80-135.

p.82 ―アーヴィン・ヤーロム『入院集団精神療法』（長谷川病院集団精神療法研究会訳　へるす出版　1987）

p.90 ―アーヴィン・ヤーロム『恋の死刑執行人：心の治療物語』（中野久夫他訳　三一書房　1996）

p.92 ―ジクムント・フロイト『ヒステリー研究』（金関猛訳　ちくま学芸文庫　2004）

著訳者紹介

Irvin D. Yalom　M.D.

1931年ワシントンD.C.生まれ。スタンフォード大学精神医学名誉教授。住まいのあるカリフォルニア州パロ・アルトとサンフランシスコで診療。集団精神療法，実存精神療法を専門とする。精神療法に関する著書とセラピーを題材にした小説を執筆する著作家でもある。主な邦訳書に『ニーチェが泣くとき』（金沢泰子訳，西村書店），『グループサイコセラピー』（共著，川室優訳，金剛出版），『恋の死刑執行人』（中野功夫他訳，三一書房）など。妻マリリンはスタンフォード大学上級研究員で，『〈妻〉の歴史』（林ゆう子訳，慶應義塾大学出版会）などの著書があるジェンダー問題の研究者。

岩田真理

臨床心理士、公認心理士。アライアント国際大学カリフォルニア臨床心理大学院修士課程修了。日本森田療法学会理事、日本森田療法学会認定心理士。編集者、森田理論学習運動を行う＜生活の発見会＞の事務局長を経て、現職は「お茶の水セラピールーム」代表。著書「森田正馬が語る森田療法」（白揚社)、「流れと動きの森田療法」（白揚社)、訳書「悩みを活かす」（D.レイノルズ、創元社)

ISBN 978-4-8269-9042-4

ヤーロムの心《しん》理《り》療《りょう》法《ほう》講《こう》義《ぎ》

2007 年 10 月 20 日　第 1 版第 1 刷発行
2021 年　1 月 30 日　第 1 版第 2 刷発行

著　者　アーヴィン・ヤーロム

訳　者　岩田《いわた》　真理《まり》

発行者　中村　幸慈

発行所　株式会社　白揚社
〒101－0062　東京都千代田区神田駿河台1－7
電話（03）5281－9772　振替 00130－1－25400

装幀　岩崎寿文

印刷・製本　株式会社シナノ

デイヴィッド・デステノ著　住友進訳

なぜ「やる気」は長続きしないのか

心理学が教える感情と成功の意外な関係

「成功者＝意志が強い人」は大ウソ!?　個人や組織の目標達成、子育て、教育…自制心よりも感情を活用した方がうまくいく。最新の実験研究をもとに、気鋭の心理学者が「成功のルールブック」を刷新する。

四六判　288ページ　本体価格2400円

ターリ・シャーロット著　上原直子訳

事実はなぜ人の意見を変えられないのか

説得力と影響力の科学

人はいかにして他者に影響を与え、影響を受けるのか？　客観的事実や数字は他人の考えを変えないという認知神経科学の驚くべき研究結果を示し、他人を説得するとき陥りがちな落とし穴を避ける方法を紹介。

四六判　288ページ　本体価格2500円

デイヴィッド・デステノ著　寺町朋子訳

信頼はなぜ裏切られるのか

無意識の科学が明かす事実

〈信頼〉に関する私たちの常識は間違いだらけ。どうすれば裏切られないようになるのか？　信頼できるか否かを予測できるようになるのか？　誰もが頭を悩ますこれらの疑問に、信頼研究の第一人者が答える。

四六判　302ページ　本体価格2400円

デボラ・ブラム著　藤澤隆史・藤澤玲子訳

愛を科学で測った男

異端の心理学者ハリー・ハーロウとサル実験の真実

画期的な「代理母実験」をはじめ、物議をかもす数々の実験で愛の本質を追究し、心理学に革命をもたらした天才科学者ハリー・ハーロウ。その破天荒な人生と母性愛研究の歴史、心理学の変遷を魅力溢れる筆致で描く。

四六判　432ページ　本体価格3000円

ダニエル・ネトル著　竹内和世訳

パーソナリティを科学する

特性5因子であなたがわかる

簡単な質問表で特性5因子（外向性、神経質傾向、誠実性、調和性、開放性）を計り、パーソナリティを読み解くビッグファイブ理論。その画期的な新理論を科学的に検証する。パーソナリティ評定尺度表付。

四六判　280ページ　本体価格2800円

経済情勢により、価格に多少の変更があることもありますのでご了承ください。
表示の価格に別途消費税がかかります。